DANS LA MEME COLLECTION

Jean-Paul Allaux : **Le Cœur en forme !**
Dr Léon Bence et Max Méreaux : **Guide pratique de musicothérapie.**
Jacqueline Blary et Sylvie Rosenberg : **L'Écran sans le stress.**
Jean-Luc Darrigol : **Le Miel pour votre santé.**
Jean-Luc Darrigol : **Les Céréales pour votre santé.**
Jean-Luc Darrigol : **Traitements naturels de la constipation.**
Jean-Luc Darrigol : **Santé et beauté de vos cheveux.**
Dr Louis Donnet : **Les Aimants pour votre santé.**
Gérard Edde : **Manuel pratique de digitopuncture.**
Gérard Edde : **Les Couleurs pour votre santé.**
Gérard Edde : **Ginseng et plantes toniques.**
Gérard Edde : **La Médecine ayurvédique.**
Georges Faure : **Les Relaxations sensorielles.**
Louis Faurobert : **En forme après 60 ans !**
Louis Faurobert : **Jeune et belle après 40 ans !**
Pierre Fluchaire : **Bien dormir pour mieux vivre.**
Vincent Gerbe : **Votre potager biologique.**
Vincent Gerbe : **Initiation au végétarisme.**
Dr Marc Hustache : **Le Sport au naturel.**
Jean-Pierre Krasensky : **Massage réflexe des pieds.**
Dr René Lacroix : **Savoir respirer pour mieux vivre.**
Boune Legrais et Gilbert Altenbach : **Santé et cosmo-tellurisme.**
Thierry Loussouarn : **Initiation au yoga.**
Désiré Mérien : **Les Clefs de la nutrition.**
Désiré Mérien : **Caractère, forme et santé.**
Jacques Mittler : **Introduction à la macrobiotique.**
Gilles Orgeret : **Mon dos... une histoire d'amour !**
Dr André Passebecq : **L'Argile pour votre santé.**
Dr André Passebecq : **La Santé de vos yeux.**
Dr André Passebecq : **Traitements naturels des affections respiratoires.**
Dr André Passebecq : **Traitements naturels des affections circulatoires.**
Dr André Passebecq : **Traitements naturels des troubles digestifs.**
Dr André Passebecq : **Rhumatismes et arthrites ; traitements naturels.**
Dr André Passebecq : **Maladies des reins, vessie, prostate.**
Martine Rigaudier : **330 recettes végétariennes.**
Martine Rigaudier : **Recettes et menus végétariens pour les 4 saisons.**
Guy Roulier : **La Santé au féminin.**
Guy Roulier : **La Santé au masculin.**
André Roux : **Introduction à l'iridologie.**
Dr J.-E. Ruffier : **Gymnastique quotidienne.**
Alain Saury : **Manuel diététique des fruits et légumes.**
Joël Savatofski : **Le Massage douceur.**
Jean de Sillé : **Des plantes pour vous guérir.**

Les céréales
pour votre santé

Collection "Santé naturelle"

AUTRES OUVRAGES DU MEME AUTEUR

Les Céréales pour votre santé. Propriétés et usages diététiques et thérapeutiques des céréales complètes, du germe de blé et du son (Editions Dangles).

Le Miel pour votre santé. Propriétés thérapeutiques du miel, du pollen, de la gelée royale et de la propolis (Editions Dangles).

Traitements naturels de la constipation. Une affection concernant une femme sur deux et un homme sur cinq ! (Editions Dangles).

Santé et beauté de vos cheveux. Soins et traitements naturels des cheveux et du cuir chevelu (Editions Dangles).

En collaboration avec le docteur Yves-J. Charles :

Guide pratique de diététique familiale. Composition des aliments (vitamines, sels minéraux, oligo-éléments, protides, lipides, glucides...). Valeurs caloriques. Compléments alimentaires naturels et index thérapeutique (Editions Dangles).

Jean-Luc Darrigol

Les céréales pour votre santé

Propriétés et usages diététiques et thérapeutiques des céréales complètes, du germe de blé et du son

Illustrations Anne-Marie Dessertine

48e mille

Editions Dangles
18, rue Lavoisier
45800 ST-JEAN-DE-BRAYE

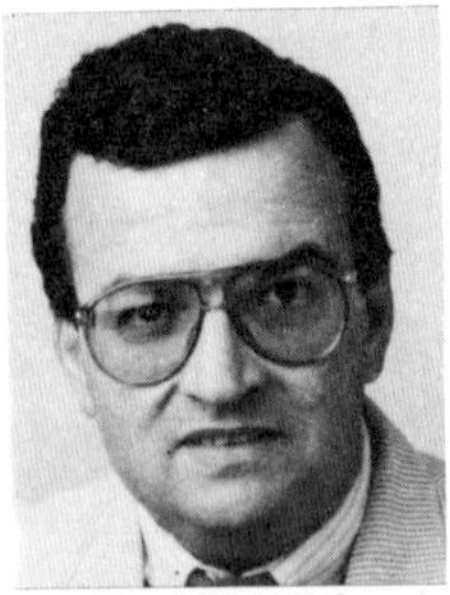

L'AUTEUR :

Né en 1944 à Villenave-d'Ornon (Gironde), Jean-Luc Darrigol achève ses études supérieures à la Sorbonne puis à la Faculté des lettres et sciences humaines de Lyon où il obtient une licence ès lettres et un diplôme d'Études supérieures de géomorphologie. Il enseigne ensuite durant sept années à l'École franco-canadienne de Sainte-Foy-lès-Lyon.

En 1971, il fonde l'A.C.R.N. (Association pour la connaissance et le respect de la nature). Président de cette association très active, il organise dans toute la France une exposition itinérante d'un grand retentissement : « La Nature en péril ». Conférencier infatigable, il se bat inlassablement pour défendre et promouvoir l'écologie et les médecines douces.

Parfait autodidacte doté d'une mémoire exceptionnelle, il étudie et accumule une impressionnante collection de plusieurs milliers de livres sur les médecines douces, les plantes médicinales, les matières médicales, les vieux remèdes de tradition populaire (français et étrangers), l'hygiène de vie, la diététique.

Il est lui-même auteur de plusieurs livres (publiés aux Éditions Dangles) relatifs à l'hygiène de vie, à la diététique et aux méthodes naturelles de santé, visant à l'information pratique et concrète du grand public non médical.

En 1980, il devient directeur de la collection « *Santé naturelle* » aux Éditions Dangles, collection comportant plus de 50 titres à ce jour.

Sa vie professionnelle est donc, depuis longtemps déjà, totalement axée vers la promotion des méthodes naturelles de santé sous toutes leurs formes.

ISSN : 0180-8818
ISBN : 2-7033-0195-2

A mon père

INTRODUCTION

Une vallée où la maladie est inconnue

Suivez-nous, oubliez tout ce que vous savez, habillez-vous de modestie... Nous allons à l'extrême Nord de la province indienne du Cachemire, au contact du Tibet, du Pamir et de l'Afghanistan. C'est une région de très hautes montagnes, avec plusieurs sommets à plus de 7 000 mètres : un inextricable enchevêtrement de sommets, de plateaux, de gorges profondes, de falaises vertigineuses. Une nature hostile, un climat sévère, un isolement géographique absolu. Il faut marcher un mois — mais savons-nous encore marcher ? — à flanc de montagne, sur une piste étroite et dangereuse, avant de rejoindre le pays mystérieux où nous vous conduisons : une centaine de villages sur un replat en terrasses, au fond d'une vallée pas comme les autres. **Une vallée où la maladie est inconnue. Le pays des Hounza.** Est-ce possible ?

Les nombreuses observations scientifiques, rigoureuses et objectives, effectuées depuis cinquante ans par des biologistes et des médecins occidentaux conduisent à la même affirmation : les Hounza ignorent la maladie. Ce sont des « phénomènes » dont l'état de santé est inimaginable chez nous. Les Américains parlent à leur sujet « d'hyper-santé ». Les hommes procréent encore à plus de 90 ans, travaillent aux champs jusqu'à 110 ans, vivent parfois bien plus longtemps... 120 ans ne semble pas être une longévité rare chez les Hounza. Fabuleusement résistants, les exceptionnelles rigueurs de leur environnement géographique et climatique n'ont pas de prise sur eux : ils ignorent l'angoisse, la peur, le doute et la fatigue. On les dit capables d'exploits inhumains : lourdement chargés, nu pieds, ils peuvent marcher plusieurs jours à travers rochers, falaises et gorges, pratiquement sans se reposer avec, pour toute nourriture, quelques abricots secs !

Voilà certainement la raison pour laquelle les Hounza ne sont jamais malades, et toutes les observations ont abouti à la même conclusion : leur régime alimentaire, original dans sa rigueur et sa simplicité, préserve leur organisme des agressions microbiennes. Et pour nous qui voyons progresser tous les jours certaines maladies pernicieuses et inquiétantes (cancer, diabète, maladies cardio-vasculaires, rhumatisme articulaire, ulcères, obésité, lithiase biliaire...) parallèlement à l'élévation du niveau de vie et à la diversification des régimes alimentaires, pour nous, donc, le « voyage » au pays des Hounza est une belle leçon de modestie et d'histoire. Pour avoir perdu le sens de la mesure, de l'équilibre et de la discipline corporelle, l'homme contemporain, dans nos pays de suralimentation, voit sa santé lui échapper avec la fluidité impalpable du sable coulant entre les doigts d'une main entrouverte. Mais qu'ont fait les Hounza pour conserver cette admirable santé ?

Les Hounza vivent en autarcie totale. C'est un premier point qui semble fondamental. Ils se nourrissent exclusivement avec les produits de leur sol, et ne connaissent aucun aliment extérieur à leur vallée. Chez eux, donc, rien qui soit importé, raffiné, conservé. C'est un magnifique exemple de symbiose intime entre les hommes et la terre qui les nourrit, dans les limites étroites de circonstances géographiques originales.

Dans le cadre de cette autarcie alimentaire stricte, les Hounza sont remarquablement sobres et frugaux. Ils se contentent de très peu de nourriture, ce qui ne manque pas d'étonner les observateurs occidentaux, étant donné leur exceptionnelle résistance physique. Et le plus contradictoire semble être le jeûne observé par les Hounza chaque année au printemps : ce jeûne dure plusieurs semaines, et coïncide avec la période où les Hounza travaillent le plus (labours, entretien des canaux d'irrigation affectés par un hiver très long, semailles...). Ainsi donc, c'est justement quand les Hounza ont le plus de travail qu'ils mangent le moins. Ce long jeûne de printemps nettoie leur organisme et permet d'éliminer les toxines accumulées pendant l'hiver : c'est une **véritable purification.**

Les Hounza sont pratiquement végétariens. Ils ne mangent de la viande que très rarement, car ils chassent peu et ont un profond respect pour les animaux. La base de leur alimentation est constituée par LES CEREALES ET LES FRUITS, avec un peu de fromage et de lait de chèvre caillé. Ils mangent beaucoup de fruits, en particulier des abricots. Ils plantent des abricotiers partout où ils le peuvent, lorsque la pente n'est pas trop forte. L'abricot est un fruit qui présente, pour eux, deux avantages : ils extraient l'huile de leurs amandes, et ils font sécher les fruits dénoyautés, ce qui leur permet d'avoir des réserves pour toute l'année.

Les Hounza mangent principalement des céréales : ils cultivent le blé, l'orge, le millet et le sarrasin. Avec le millet et le sarrasin, ils préparent des bouillies, avec le blé et l'orge des galettes. Ils font également du pain avec la farine (complète, bien entendu) moulue au dernier moment : des petits pains minces et plats. Pain, galettes, bouillies... voilà l'essentiel de leurs repas. Parfois ils mangent du blé germé : ils font germer le blé dans le sable humide.

Ce livre s'intitule *Les céréales pour votre santé*. Nous n'avons pu résister, pour introduire un tel sujet, à vous entraîner dans cette vallée où la maladie est inconnue... et où les hommes mangent essentiellement des céréales. Retenons cette leçon. Notre ambition, à travers ce livre consacré aux céréales, est une incitation à une prise de conscience aujourd'hui nécessaire : mangeons beaucoup moins de viande, de sucre, de graisses animales... et davantage de fruits, de légumes et de céréales. Nous nous limiterons ici à l'étude des seules céréales, les fruits et légumes devant faire l'objet d'un autre livre, dans la même collection.

CHAPITRE I

Les céréales : définition, valeur alimentaire, évolution de leur consommation dans l'histoire

1. Les céréales

Les céréales sont le fruit de différentes graminacées :
— **Blé** *(Triticum vulgare)*
— **Riz** *(Oryza sativa)*
— **Orge** *(Hordeum vulgare)*
— **Avoine** *(Avena sativa)*
— **Seigle** *(Secale cereale)*
— **Maïs** *(Zea maïs)*
— **Millet** *(Millum effusum).*

L'Alpiste, le Méteil, l'Escourgeon et l'Epeautre, dont la culture et la consommation ont pratiquement disparu à notre époque, ne seront pas étudiés dans notre livre. Par contre, une plante qui n'appartient pas à la famille des graminées, mais à celle des polygonacées, est habituellement classée avec les céréales graminées sur le plan alimentaire, et nous l'avons donc inclue à notre étude :
— **Sarrasin** *(Polygonum fagopyrum).*

La culture des céréales occupe actuellement environ 3,8 % de la superficie des terres émergées, pour une production mondiale annuelle — variable selon les années — de 1 500 millions de tonnes.

La production de céréales a pratiquement doublé depuis la fin de la seconde guerre mondiale. L'extension des surfaces cultivées ayant été assez faible, ce sont les rendements qui ont augmenté, en grande partie grâce aux progrès de la génétique permettant la mise au point de variétés mieux adaptées aux conditions climatiques et à la nature des sols.

Chaque céréale a sa valeur propre, et répond aux besoins alimentaires des populations qui vivent dans sa zone géographique de culture : le riz en Asie du Sud-Est, le blé en Europe Occidentale, le maïs dans les régions chaudes, l'avoine dans les pays froids de l'Europe du Nord... Nous verrons pourquoi au Chapitre III.

Actuellement, on observe une stagnation de la consommation de céréales dans les pays occidentaux à haut niveau de vie. Aussi les échanges s'intensifient entre ces pays et les pays où les céréales restent à la base de l'alimentation : l'Amérique du Nord (Etats-Unis et Canada) exporte chaque année de grosses quantités de céréales, en particulier vers l'U.R.S.S., et on peut dire que le marché international des céréales fait partie des grands problèmes politiques de notre temps. Dans l'avenir, cette tendance ne pourra que se renforcer, à cause de l'expansion démographique dans les pays du Tiers Monde et de l'incapacité de ces pays à satisfaire la demande en spectaculaire augmentation. De plus, les guerres qui endeuillent certains de ces pays paralysent la production, les rendant vulnérables et dépendants de l'aide extérieure... laquelle est — politiquement — rarement désintéressée.

La France produit plus de céréales qu'elle n'en consomme. Elle en exporte donc chaque année une quantité non négligeable.

Une partie seulement des céréales cultivées est destinée à la consommation humaine. Les usages industriels tendent à se développer, mais c'est surtout dans le domaine de l'alimentation du bétail que l'expansion est importante : l'industrialisation actuelle de

LE BLÉ

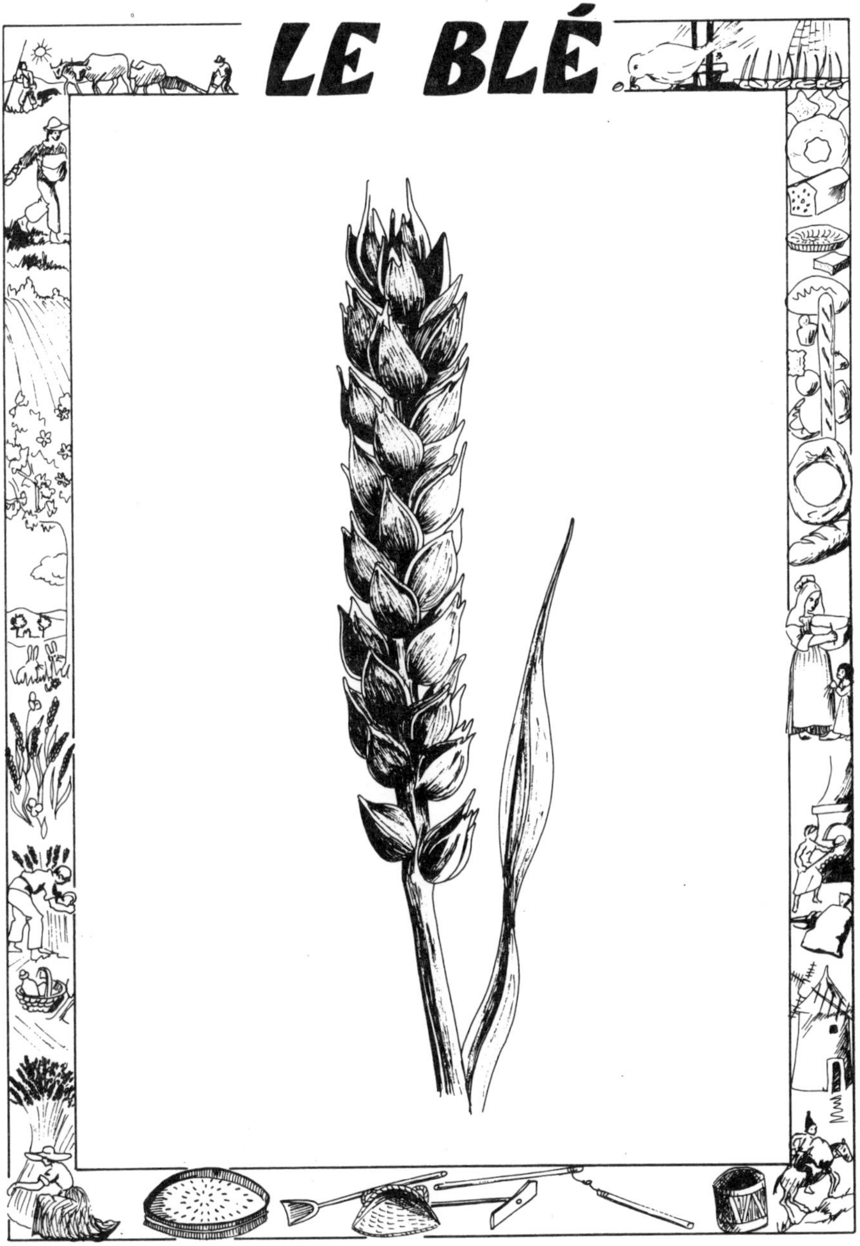

la production de viande (en particulier l'élevage des porcs et de la volaille) est à l'origine du considérable développement de la culture du maïs et de l'orge. On peut dire — quel paradoxe ! — que les cochons et les poulets occidentaux sont mieux nourris que bien des hommes du Tiers Monde, de nos jours.

Sur la production française des céréales, 10 % servent de semences, 40 % sont destinés à l'alimentation animale et 50 % à la consommation humaine.

2. Valeur alimentaire des céréales

L'extraordinaire succès de la culture des céréales, dans l'histoire de l'humanité, s'explique avant tout par la facilité avec laquelle on peut les cultiver, les transporter et les conserver. Nous verrons, à travers ce livre, à chaque page, l'intérêt diététique des céréales : leur teneur en glucides et protéines sont proches des besoins alimentaires de l'homme, leurs lipides, poly-insaturés, s'opposent à la formation de cholestérol ; elles sont riches en sels minéraux et oligo-éléments ; elles contiennent toutes les vitamines dont nous avons besoin. Nous comprenons mieux, après l'énoncé de ces propriétés, leur place exceptionnelle dans l'alimentation de l'homme, depuis toujours. Mais il convient maintenant de mettre l'accent sur leur intérêt principal.

Les céréales, grâce à l'amande de leur graine, **sont surtout une source de glucides, donc de calories.** Or, elles sont très bon marché compte tenu de leur valeur calorique. Leur rôle a toujours été de couvrir la plus grande partie des besoins énergétiques de l'homme : une ration de 350 grammes de pain apporte 850 calories, soit le tiers des besoins quotidiens de l'adulte (2 500 calories). Si les besoins en calories augmentent, par exemple chez le travailleur de force, il suffit le plus souvent d'augmenter la consommation de pain. C'est d'autant plus précieux que les céréales se digèrent facilement.

Ainsi, le bas prix des céréales par rapport à leur haute valeur nutritive et à leur exceptionnelle richesse calorique permet aux personnes à faibles revenus de calmer leur faim grâce à leur consommation régulière. Dans les pays du Tiers Monde, les céréales occupent la plus grande partie des terres cultivées étant donné qu'elles contribuent pour l'essentiel à donner à chaque homme sa ration alimentaire quotidienne. En Asie ou en Afrique les céréales procurent plus de 70 % de la ration alimentaire, contre moins de 20 % en Europe Occidentale !

Dans nos pays occidentaux, le régime alimentaire est aujourd'hui plus diversifié, et la diminution de la consommation de céréales va de pair avec la catastrophique augmentation de la consommation de sucre. Il est clair que le sucre de l'amidon des céréales est bien meilleur pour la santé que celui, blanc, raffiné à l'extrême, dénaturé, que les occidentaux d'aujourd'hui — et en particulier les enfants — consomment à longueur de journée. Nous avons oublié la leçon de l'histoire.

3. La place des céréales dans l'histoire

Au Paléolithique, l'homme primitif, au sein d'une nature hostile, doit manger pour survivre : il pratique pour cela la cueillette. Or, parmi les aliments que la nature lui offre (fruits, graines, racines), les graminées sauvages, dès le début, lui fournissent les fruits les plus recherchés. Ces graminées sauvages ont un intérêt bien supérieur à celui de toutes les autres plantes car elles se conservent bien (permettant ainsi de faire des réserves) et elles apaisent vite la faim, de par leur valeur nutritive et calorique. Et l'importance des graminées augmentera encore au quaternaire, pendant les glaciations, car alors la flore se raréfie sensiblement du fait de la rigueur du climat.

Avec le passage de la cueillette à l'agriculture, pendant la révolution néolithique, il y a environ 8 000 ans, les graminées furent donc tout naturellement les premières plantes semées par l'homme. Celui-ci, ayant domestiqué le feu et maîtrisé l'art de la poterie, réalise quatre préparations alimentaires avec les céréales qu'il cultive désormais sur de grandes surfaces : les grains grillés, les soupes, les bouillies et les galettes.

Un jour, un homme oublie une galette, et quand il la retrouve le lendemain, elle a changé d'aspect en gonflant comme un ballon. L'homme décide de faire tout de même cuire cette galette qui a fermenté : IL VIENT D'INVENTER LE PAIN ! De la même manière, la bière naquit d'une bouillie d'orge oubliée dans un coin et qui fermenta.

Les différentes civilisations de l'Antiquité donnèrent un éclat particulier à la culture des céréales. Tous les vestiges que nous connaissons de la civilisation égyptienne, pour ne citer qu'elle, témoignent de l'importance des céréales. Elles sont alors l'objet d'un commerce actif. Les Egyptiens avaient à peu près les mêmes techniques de panification que nous !

Il y avait plus de 300 boulangeries à Rome au début de l'ère chrétienne. Les Romains étaient alors des hommes frugaux. Mais avec la décadence de leur civilisation, leurs habitudes alimentaires changèrent : ce fut l'époque des grands banquets, des célèbres orgies où les céréales perdirent leur primauté, à l'inverse de mille mets plus recherchés les uns que les autres... et plus nocifs à la santé !

L'histoire moderne et contemporaine nous indique une permanence étonnante à travers toutes les révolutions. La revendication principale des hommes qui se révoltent est de demander du PAIN. Nous y voyons un symbole. Sans céréales, l'évolution de l'humanité aurait certainement été différente. D'ailleurs la culture des céréales a toujours été l'objet de fêtes populaires.

La moisson et le battage, sous toutes les latitudes, à toutes les époques, s'accompagnent d'un véritable culte avec des chants, des danses rituelles, des offrandes aux Dieux. Ces traditions populaires ont aujourd'hui disparu de notre vie dans nos pays riches. Les monstrueuses moissonneuses-batteuses n'ont vraiment plus rien de poétique.

4. L'utilisation actuelle des céréales

Les produits dérivés des céréales sont utilisés aujourd'hui dans deux types d'industries :

— Les industries de première transformation, ou industries agricoles : meunerie, semoulerie, rizerie, maïserie, amidonnerie, glucoserie, malterie, fabrication d'aliments pour bétail.

— Les industries de seconde transformation ou industries alimentaires : boulangerie, pâtisserie, biscotterie, biscuiterie, fabrication de pâtes et potages, brasserie, fabrication de produits diététiques.

Seules les industries alimentaires nous intéressent dans le cadre de cette étude. Nous devons observer que les formes les plus complexes d'utilisation des céréales (biscottes, biscuits...) ont tendance à remplacer de plus en plus les formes simples (pain, farines...). Il y a encore cent ans, en France, le pain couvrait plus des deux tiers de la ration calorique quotidienne, et absorbait les trois quarts des dépenses alimentaires de la famille ! Actuellement les céréales assurent moins d'un tiers des besoins énergétiques pour bien moins de 10 % des dépenses. Quelle évolution !

CHAPITRE II

Mise en garde

1. Pont-Saint-Esprit, août 1951

Cinq morts. Des dizaines de personnes atteintes de crises hallucinatoires dégénérant en accès de folie furieuse... En août 1951, dans la petite ville de Pont-Saint-Esprit (Gard) un extraordinaire phénomène d'empoisonnement collectif décima une partie de la population. Sous la pression de l'opinion publique, l'enquête aboutit rapidement et incrimina le pain. On pensa immédiatement à l'ergotisme, étant donné les symptômes des troubles affectant les personnes empoisonnées : cet empoisonnement collectif rappelait parfaitement le *« Mal des Ardents »* qui fit tant de ravages au Moyen Age parmi les pauvres gens qui se nourrissaient de pain fabriqué avec de la farine de seigle contaminée par l'ergot. La justice s'empara de l'affaire, mais l'instruction, après trois ans de laborieuse enquête, se termina en août 1954 par un non-lieu. Or, les experts toxicologues avaient depuis longtemps rendu leur verdict : c'est un produit destiné à la conservation des semences de blé qui fut mis en cause : l'*acétate de phénylmercure*.

Ce même produit, dont on a la certitude qu'il cause des malformations fœtales graves — la tristement célèbre maladie de Minamata — fut également responsable, plus récemment, en 1972, en Irak, de plusieurs centaines de morts. Erreur de manipulation ! Les meuniers, nous dit-on, ne doivent pas moudre des graines destinées à être semées. C'est évident, mais l'erreur n'est-elle pas humaine ? Dans ce cas précis, il vaut mieux, pour les personnes qui mangeront le pain, que ces graines de semence n'aient pas été traitées ! Au nom de l'erreur de manipulation que d'accidents graves, dans l'actualité de ces dernières années : on se souvient — dans un autre domaine — du talc contenant de fortes doses d'hexachlorophène !

Cinq morts à Pont-Saint-Esprit, peut-être cinq cents en Irak, mais combien de milliers au Bangla Desh ? L'année dernière, des hommes affamés pillèrent un train transportant des céréales de semence traitées. De cela on parle peu : c'est si loin, le Bangla Desh ! Mais, au juste, que sont ces produits de traitement ?

2. Céréales et pesticides

Le produit incriminé dans l'affaire du *pain maudit* de Pont-Saint-Esprit est particulièrement toxique : 2 grammes suffisent à tuer un adulte. De plus, il a une action tératogène (1) chez la femme enceinte. Mais, des graines de semence au pain, il y a bien d'autres produits dangereux utilisés dans la culture des céréales et dans la transformation de celles-ci.

— **Les semences.** Environ 2 000 tonnes d'*acétate de phénylmercure* et de *silicate de méthoxy-éthylmercure* sont utilisées chaque année pour permettre la bonne conservation des graines de semence. Inutile de revenir sur l'extrême toxicité de ces dérivés mercuriels.

— **Les traitements du sol.** De nombreux pesticides sont autorisés dans la culture des céréales, et en particulier le *lindane* et le *parathion*. Pour ce qui est du *lindane*, la législation française a fixé la dose maximum de *lindane* devant se trouver dans la farine panifiable à 1 mg pour 1 kg de farine. Que penser de cette limite quand on sait

1. Tératogène : qui produit des monstres. A. Roig, dans son *Dictionnaire des polluants alimentaires*, indique l'acétate de phénylmercure au premier rang de ces substances particulièrement dangereuses.

qu'en Allemagne de l'Ouest elle est de 0,1 mg pour 1 kg de farine. Dix fois moins !

— **Les désherbants.** Une quarantaine de désherbants sont autorisés, parmi lesquels l'*aminotriazole,* le *chlortoluron,* le *dinosèbe,* l'*ionixil,* le *méthabenzthialuron,* le *nitrofène...*

— **Les insecticides acaricides.** Utilisés dans le traitement des parties aériennes des céréales, en particulier le *fénitrothion.*

— **Le stockage des grains.** Dans les cales de bateaux, les silos, les moulins, on a pris l'habitude de « gazer » les grains pour assurer leur parfaite conservation. Ces « conservateurs » ont des noms charmants : *tétrachlorure de carbone, dibrométhane, dichlorvos, phosphure d'aluminium...*

— **Conservation des farines.** Cinq insecticides sont employés aujourd'hui pour la conservation des farines : le *lindane,* le *malathion,* le *dichlorvos,* le *dibrométhane* et le *phosphure d'aluminium.* Il faut noter que la législation varie selon les pays. Quels sont les critères de choix ? Aux Etats-Unis, on autorise d'autres conservateurs : *acide cyanhydrique, sulfure de carbone, bromure de méthyle, cyanure d'hydrogène, chlorpicrine,* et même un pesticide hyper-sophistiqué, le *warfarin,* anticoagulant redoutable pour les rongeurs. Dans ce pays d'ailleurs, on ne se contente pas de conservateurs pour traiter la farine : on peut blanchir celle-ci avec du *chlore gazeux;* du *trichlorure d'azote,* du *péroxyde de benzol,* du *dioxyde de chlore...*

Et voilà qu'aujourd'hui — comme si les pesticides ne suffisaient pas — on commence à employer une technique encore plus radicale pour lutter contre les mites ou les vers qui menacent la farine : l'IRRADIATION. On utilise un arc électrique qui provoque au sein de la farine une tension de plusieurs milliers de volts, ce qui la stérilise complètement. Gunther Schwab dit à propos de la farine irradiée : *« Cette farine est aussi morte qu'un sac de ciment. »* Bon appétit !

— **Fabrication du pain.** La définition légale du pain en France autorise, en plus des quatre ingrédients fondamentaux (farine, sel, levure — ou levain — et eau), l'addition de quatre produits : la farine de fève, l'acide ascorbique, le malt et le gluten. Or, nous assistons actuellement à l'invasion de pains « spéciaux » préemballés. Ces pains, qui représentent pour le moment 5 % des ventes, échappent à la législation qui réglemente la fabrication du pain « normal », et bien entendu contiennent de nombreux additifs : conservateurs, émulsifiants, agents de texture... et même des colorants, ce qui est un comble ! Le principal additif de ces pains spéciaux préemballés, le *propionate de Calcium* (E 282), empêche le développement des moisissures.

Voilà donc un tableau bien sombre. Des graines de semence au pain que de produits chimiques utilisés, au risque de nuire à notre santé ! Et pourtant ce livre s'intitule *Les céréales pour votre santé.*

3. Ne consommez que des céréales biologiques

On peut parfaitement cultiver des céréales sans utiliser d'engrais chimiques, de désherbants ou autres pesticides. Plusieurs méthodes de culture biologique, mises au point ces dernières années, se développent aujourd'hui, gagnant chaque jour de nouveaux adeptes parmi les agriculteurs conscients de la nécessité d'un changement. L'étude de ces méthodes agro-biologiques n'est pas notre propos, car elle nécessiterait un livre à elle seule. Nous nous limiterons à résumer succinctement la méthode mise au point dans les années 1920-1930 par le précurseur de la culture biologique moderne : Raoul Lemaire.

Cette méthode repose sur l'enrichissement du fumier par le compostage et la fertilisation biologique du sol grâce aux spécialités dérivées du *lithothamne calmagol,* algue marine à la composition particulièrement riche en sels minéraux et oligo-éléments. Pour enrichir le sol en azote naturel, Raoul Lemaire recommande également l'association systématique des légumineuses (luzerne,

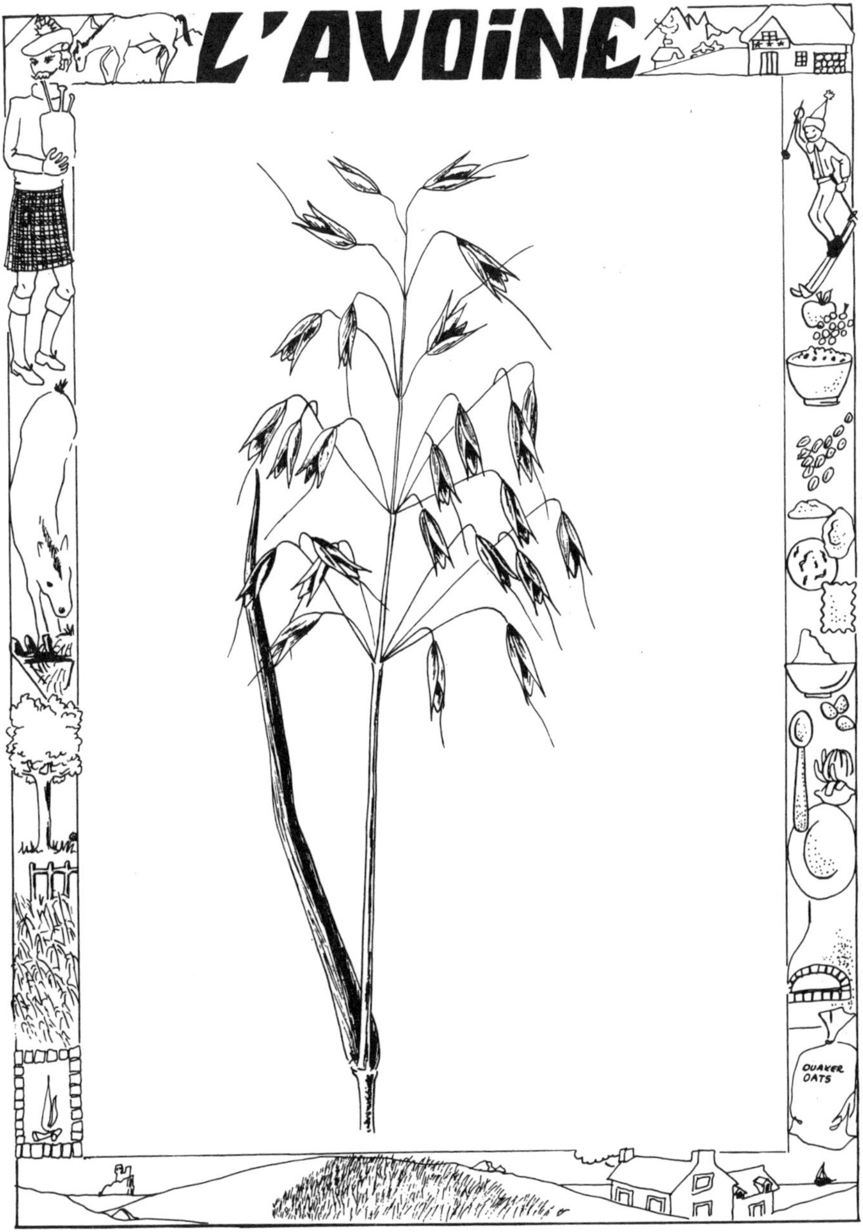
L'AVOINE
QUAKER
OATS

trèfle, sainfoin) à toutes les cultures de céréales. Aussi, quand Raoul Lemaire ouvre sa première boulangerie à Paris, en 1931, il connaît immédiatement un grand succès. Il est vrai que son pain complet, issu de blé de culture biologique, fabriqué au levain et cuit au feu de bois, a une saveur étonnante.

A propos de pain complet, il faut insister sur le fait que nous devons toujours choisir du pain de qualité biologique, car ce sont dans les couches périphériques du grain que les pesticides s'accumulent. Il peut donc être dangereux de consommer du pain complet qui ne soit pas issu de blé de culture biologique. On en trouve aujourd'hui dans certaines boulangeries et dans tous les magasins de produits naturels et diététiques. Ce pain complet est fabriqué à partir de *farine Lemaire* ou de *farine Borsa.*

Vous devez choisir uniquement des produits biologiques, issus de céréales cultivées sans pesticides ni désherbants, à partir de semences non traitées pour la conservation, produits transportés et stockés sans conservateurs chimiques, et transformés sans additifs de synthèse. Encore une fois vous trouverez ces produits biologiques (pain, farines, flocons, biscottes, biscuits...) dans les magasins de produits naturels et diététiques : il en existe 1 500 en France, et de nouveaux ouvrent chaque mois, ce qui est encourageant pour l'avenir. Pour votre santé, choisissez désormais ces magasins : ils sont votre meilleure garantie, vous pouvez avoir confiance.

CHAPITRE III

Les huit céréales

1. Le blé

L'histoire du blé se confond avec l'histoire de l'humanité. Cultivé depuis le néolithique en Europe, il a toujours été — et reste — la base de l'alimentation pour les hommes des pays tempérés. En effet, c'est la céréale la mieux adaptée à notre climat, celle qui correspond le mieux à nos besoins. Notre équilibre alimentaire suppose une consommation régulière de blé car il contient :

— Tous les **sels minéraux** identifiés (sodium, calcium, potassium, magnésium, silicium, phosphore, soufre, fer...).

— De nombreux **oligo-éléments** (manganèse, cuivre, zinc, iode...).

— Des **vitamines** indispensables (B1, B2, B12, D, E, K, PP...).

Nous donnons les propriétés de chacun de ces éléments au chapitre VI, consacré au blé germé, car la germination sublime ces propriétés.

Dans tous les cas, sous quelque forme que soit consommé le blé (en grains, en farine, en flocons, sous forme de pain, de biscottes...), il doit être COMPLET, et nécessairement issu de culture biologique. Le grain de blé doit toujours être utilisé INTEGRALEMENT, car en séparant les différents éléments qui le constituent on commet un acte contre nature qui affecte notre santé. L'étude du grain de blé nous renseigne sur la complémentarité de ses parties.

Le grain de blé, comme toutes les graines, est le résultat du développement d'un ovule situé dans l'ovaire de la fleur, ovaire placé à la base du pistil, sur le réceptacle de la fleur avec lequel il se confond après la fécondation. Le réceptacle est lui-même porté par le pédoncule de la fleur. C'est un corps de forme ovale, avec un germe à une extrémité et des poils très fins à l'autre. Il pèse environ 4 centigrammes. Il est divisé en deux lobes à peu près semblables par une fente longitudinale. Dans cette fente se trouve le pédoncule par lequel le grain est rattaché à l'épi.

Le grain de blé se compose de QUATRE PARTIES :

Le **péricarpe.** C'est l'enveloppe externe du grain, comprenant 3 membranes (*épicarpe, mésocarpe* et *endocarpe*), et qui a une structure fibreuse due à la cellulose dont elle est en grande partie formée. On appelle en général cette partie externe du grain le SON. Nous lui consacrons un chapitre entier de ce livre (chapitre VII) étant donné sa très grande importance dans notre alimentation, importance que nous redécouvrons aujourd'hui pour l'intérêt, en particulier, des personnes constipées.

L'**assise protéique.** Située sous le péricarpe, cette partie qui entoure l'amande est formée de grandes cellules granuleuses très riches en protéines. Ce sont les *cellules à aleurone*.

Le **germe.** Souvent appelé *embryon,* c'est lui qui donne naissance aux racines et à la tige lorsque le grain est planté en terre, dans de bonnes conditions de chaleur et d'humidité. Le germe est rattaché au grain par le *scutellum.* C'est la partie la plus nutritive du grain. Certains nutritionnistes en font le meilleur des aliments, allant jusqu'à parler à son propos d'ALIMENT MIRACLE. Nous consacrons un chapitre entier au germe de blé (chapitre VI).

L'**amande.** Encore appelée *endosperme,* elle constitue 85 % du grain de blé, contre 12 % pour les parties externes (péricarpe et assise protéique) et 3 % pour le germe (et le scutellum). L'amande est formée de grains d'amidon enchassés dans une trame constituée de particules d'une protéine : le *gluten.* Le gluten est surtout abondant dans la partie externe de l'amande. L'amidon est quantitativement le constituant principal du grain de blé.

Les utilisations et les propriétés du blé sont largement développées dans les chapitres consacrés au pain, au germe de blé, au son, et aux produits de la transformation des céréales. Nous ne les indiquons donc pas ici. Nous nous limiterons à une seule indication, celle d'un **excellent aliment de santé revitalisant, reminéralisant, à donner aux enfants et aux personnes fatiguées :** la bouillie de blé cru. Pour une personne, moudre 3 cuillères à soupe de blé complet (il est essentiel que le blé soit FRAICHEMENT MOULU) et les délayer dans 6 cuillères à soupe d'eau et 1 cuillère à café de purée d'amande. A consommer à jeun en mastiquant soigneusement (1).

2. Le riz

Le riz est la céréale la plus répandue dans le monde, et il constitue la nourriture principale de la moitié des hommes. Son pouvoir de réplétion (2) est un avantage considérable : 50 grammes de riz procurent la même réplétion que 200 grammes de pain.

Avant d'être vendu et consommé, le riz subit habituellement plusieurs transformations successives :

— Le **décorticage.** Le riz qui tombe des panicules est appelé riz paddy. Le décorticage consiste à faire passer le riz paddy entre des meules (ou plutôt, à notre époque, des rouleaux) pour obtenir le riz cargo, ainsi appelé car on le charge en cet état dans les bateaux.

— Le **polissage.** Cette opération, réalisée par frottement entre des cylindres verticaux garnis de peaux de mouton, décortique les grains en enlevant le péricarpe, l'assise protéique et le germe. Le riz poli, blanc, ne comprend donc plus que l'amande. Dans ces deux opérations (décorticage et polissage), le riz perd plus de 30 % de son

1. Les magasins de produits naturels et diététiques vendent des moulins à céréales très pratiques pour moudre les grains. Faute de moulin à céréales, on peut utiliser un simple moulin à café.

2. Réplétion : état d'un organisme rempli.

poids initial, 80 % de ses lipides, 60 % de ses sels minéraux et pratiquement toutes ses vitamines. Ce traitement du riz, ce raffinage, est très critiquable sur le plan nutritionnel : la vitamine B1 étant éliminée, la consommation de riz blanc entraîne une avitaminose extrêmement grave dans les populations dont le riz est l'essentiel de la nourriture : c'est le béribéri. L'étude du béribéri est d'ailleurs à l'origine de la découverte du rôle des vitamines dans l'alimentation humaine. Le béribéri a fait de véritables ravages en Asie avant que l'on prenne conscience de l'intérêt de la vitamine B1. Et aujourd'hui, paradoxalement, on ne préconise pas le retour à la consommation de riz complet : on enrichit le riz en vitamine B1 de synthèse. On a ainsi un riz décortiqué, poli, blanchi (on enrobe les grains d'un mélange de talc et de glucose : c'est le glaçage) et enrichi en vitamines de synthèse. Nous vivons vraiment une drôle d'époque !

Il est clair que les personnes désireuses de réformer leur hygiène alimentaire doivent commencer, dans tous les cas, par éliminer systématiquement les produits de base raffinés (céréales, huiles, sel, sucre...) et par les remplacer par des produits naturels : céréales complètes, huiles de première pression, sel de mer non raffiné, sucre de canne roux. Pour ce qui est du riz, en particulier, on trouve dans tous les magasins de produits naturels et diététiques du riz complet issu de culture biologique. C'est celui que vous devez désormais choisir.

Le riz est pauvre en matières grasses, par rapport au blé, ce qui doit le faire préférer aux autres céréales dans l'alimentation des malades. Il a des propriétés hypotensives, et sa relative pauvreté en sodium et potassium en font l'aliment idéal des malades souffrant d'œdèmes ou présentant des insuffisances cardiaque ou rénale. C'est ainsi qu'il est conseillé — à l'exclusion de tout autre aliment — dans le régime de Kempner, dans les cas d'hypertension grave, de néphrite, dans certaines affections cardiaques ou en fin de grossesse en cas d'œdème important. Le régime de Kempner consiste à manger uniquement du riz (300 grammes par jour), avec un peu de jus de fruits.

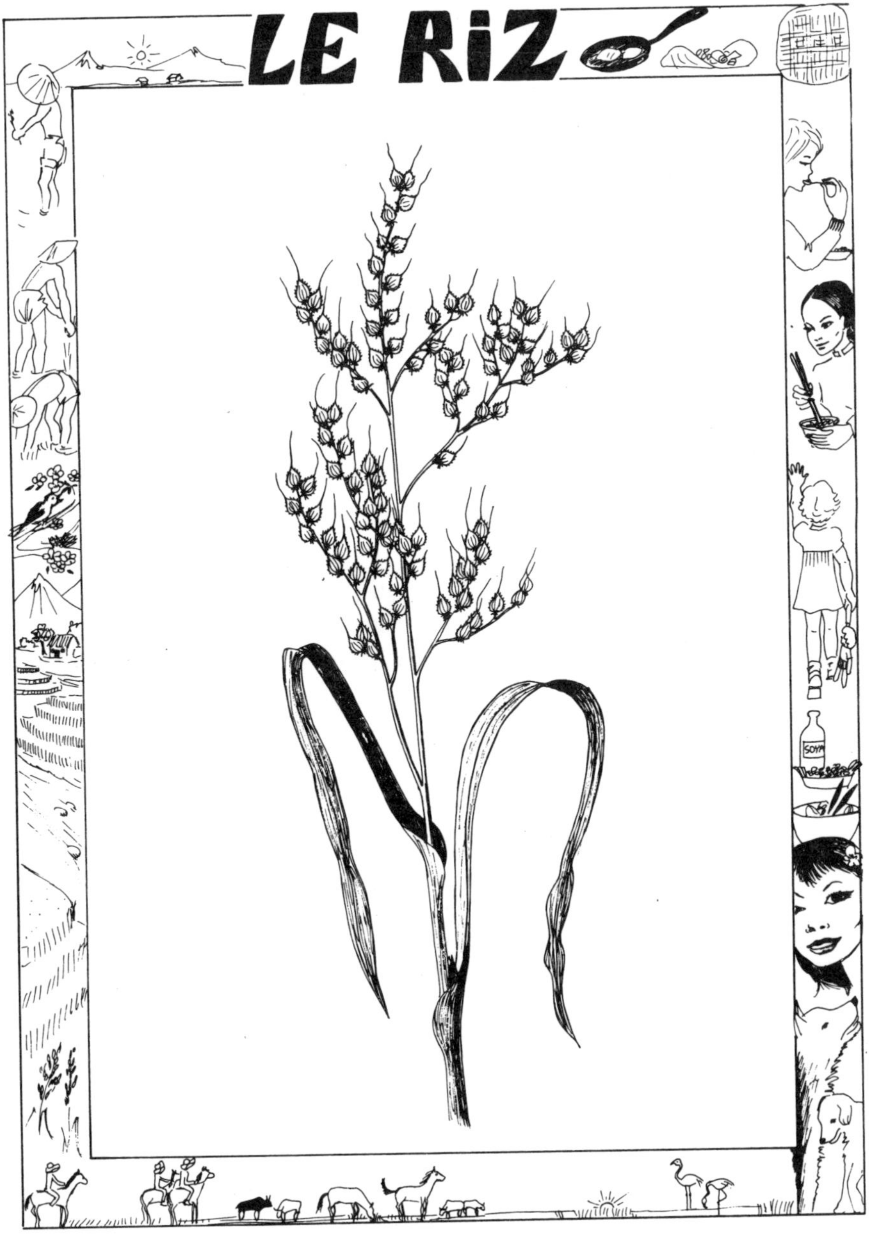
LE RiZ
SOYA

Moins riche en sels minéraux que le blé, le riz peut être davantage utilisé sans risque d'encrassement. On le choisira dans le cadre des régimes amaigrissants, de préférence aux autres céréales. Par contre, sa pauvreté en fer est la principale cause d'anémie dans les pays où il constitue la base de l'alimentation.

On considère souvent à tort le riz comme un aliment qui constipe. C'est une erreur car seule l'eau de cuisson du riz est astringente. On peut boire de l'eau de riz, obtenue par la décoction de 20 grammes de riz pour un litre d'eau, en cas de diarrhées.

Parmi les indications données au sujet du riz, Ohsawa préconise le riz cru contre les parasites intestinaux : il faut manger une poignée de riz cru le matin à jeun en mâchant chaque bouchée très longuement.

Les cataplasmes de farine de riz soulagent les inflammations cutanées. Cette même farine de riz, utilisée pour faire un masque, donne d'**excellents résultats sur les peaux couperosées.** Egalement, la fameuse « poudre de riz » a toujours été précieuse pour le maquillage.

3. L'orge

L'orge est la plus ancienne céréale connue : on la trouvait, il y a plus de 4 000 ans, en Abissynie et au Népal. Son cycle végétatif est particulièrement court : 60 jours du semis à la récolte, ce qui explique la place importante qu'elle occupe parmi les céréales. On cultive surtout l'orge à quatre rangs. L'orge à six rangs, appelée escourgeon, n'est pratiquement plus semée en France aujourd'hui.

En diététique, on utilise l'*orge mondé* de préférence à l'*orge perlé*. L'orge mondé est le fruit du simple décorticage du grain : on enlève l'enveloppe externe dans un moulin à pierres. Par contre, l'orge perlé est raffiné, poli et blanchi comme le riz glacé.

L'orge est l'aliment rafraîchissant par excellence. La décoction d'orge a des propriétés adoucissantes. On fait bouillir 30 minutes

40 grammes d'orge mondé dans un litre d'eau et on obtient la boisson la plus désaltérante qui soit.

L'orge sert principalement à fabriquer le malt et la bière. Le *maltage* est un procédé de germination contrôlée, suivie d'une torréfaction des grains germés. Cette germination provoque l'apparition d'une diastase qui facilite la digestion des amidons en transformant ceux-ci en un sucre plus simple, le maltose. Les personnes qui ont des difficultés à digérer les farineux doivent consommer des farines maltées. On en trouve d'excellentes dans le commerce. Le malt, d'autre part, est conseillé par les diététitiens à la place du café. Il se vend dans les magasins de produits naturels et diététiques, en grains, moulu ou instantané.

Pour calmer les inflammations des voies digestives ou urinaires, on doit ajouter des flocons d'orge dans les potages : l'action adoucissante et émolliente de l'orge est bénéfique. Riche en calcium, potassium et phosphore, l'orge a une **action recalcifiante précieuse en cas de déminéralisation, pendant la croissance, et dans les périodes d'asthénie intellectuelle.**

4. L'avoine

Contrairement aux autres céréales, les grains d'avoine ne sont pas disposés en épi mais disséminés en panache. D'autre part, l'avoine tolère bien la pluie à la fin de son cycle végétatif, ce qui permet de la cultiver sous des latitudes septentrionales (Scandinavie...).

Traditionnellement, l'aliment nourrissant, énergétique, qui donne force et vigueur a toujours été l'avoine : les Huns se nourrissaient de bouillies d'avoine ; les Ecossais puisent leur légendaire force physique dans le porridge (flocons d'avoine) ; sans oublier les chevaux depuis toujours nourris d'avoine.

L'avoine stimule le fonctionnement de la glande thyroïde, et **améliore ainsi la résistance au froid** : c'est la céréale à consommer l'hiver, à l'inverse de l'orge, d'autant plus que l'avoine est très riche en lipides. Les graisses facilement assimilables de l'avoine permettent de résister aux basses températures.

L'avoine contient une substance stimulante, l'*avenose,* qui **favorise l'effort de tous ceux dépensant beaucoup d'énergie** : elle est **recommandée aux sportifs en période de compétition, aux travailleurs de force et... aux amoureux.** En effet, l'avoine renferme une hormone proche de la folliculine qui agit sur la stérilité et l'impuissance.

Autre propriété intéressante de l'avoine : *hypoglicémiante,* elle est **recommandée aux diabétiques.** *Diurétique,* une décoction de 20 grammes d'avoine pour 1 litre d'eau — bouillie 30 minutes — **soulage les urémiques.** Mais attention : l'avoine contient des purines et son emploi est à rejeter pour les goutteux.

La teinture d'*Avena Sativa* — à raison de 40 gouttes au coucher — **améliore l'insomnie.** La tradition populaire recommande aux nerveux de coucher sur un matelas de balle d'avoine. Enfin Kneipp donne un remède contre les cors aux pieds, les ampoules, les ongles incarnés : un bain de pieds de 30 minutes dans une eau à 25° dans laquelle on a fait bouillir de la paille d'avoine.

5. Le seigle

Le seigle a longtemps eu mauvaise réputation à cause d'un champignon, le *claviceps purpurea,* plus souvent appelé *ergot,* qui se développe parfois en période humide. Or l'ergot de seigle contient un alcaloïde très toxique, l'*ergotoxine,* qui provoque une maladie, appelée ergotisme, fort répandue au Moyen Age sous les noms de *« Mal des ardents, peste de feu, peste de St Antoine ».* L'ergotisme frappait surtout les pauvres, lesquels se nourrissaient de grains contaminés vendus à bas prix. L'ergotisme est une affection des centres nerveux : les malades deviennent « fous ». Heureusement on sait comment prévenir ou traiter l'ergot de seigle, de nos jours, y compris par des méthodes naturelles. Aussi les farines de seigle vendues aujourd'hui sont-elles toujours parfaitement saines : c'est à tort qu'on attribua à l'ergot de seigle l'empoisonnement célèbre de la population de Pont-Saint-Esprit, en 1951 (Voir chapitre II).

Le seigle est une céréale panifiable : c'est son principal intérêt. les pays du Nord-Est de l'Europe consomment beaucoup de pain de seigle, pain qui revient actuellement à la mode chez nous. Mais le seigle est moins riche en gluten que le blé, aussi le pain de seigle est-il plus compact, moins aéré que celui de froment. Le plus souvent, d'ailleurs, le pain de seigle est réalisé à partir d'un mélange de farines (seigle et blé).

Observation remarquable : **les maladies cardio-vasculaires sont rares chez les populations qui consomment surtout du pain de seigle.** En effet, le seigle est un excellent fluidifiant sanguin. Il assouplit les vaisseaux, et **on doit le conseiller dans tous les cas d'hypertension, artériosclérose et maladies vasculaires en général.**

Par contre, le seigle contient relativement peu de vitamine B3 (PP), et c'est à lui qu'on attribue l'avitaminose appelée *pellagre,* fort répandue autrefois. Notre alimentation étant par ailleurs assez riche en vitamine B3, nous avons intérêt à consommer du pain de seigle, en alternance avec le pain de froment, surtout si nous connaissons des problèmes circulatoires, ou pour prévenir ceux-ci.

6. Le maïs

Cette céréale à grand développement végétatif (elle peut atteindre 4 mètres de haut) a été introduite en Europe Occidentale par les Espagnols, au XVIe siècle, après la découverte de l'Amérique : le maïs constituait la base de l'alimentation des civilisations précolombiennes. Les premières variétés de maïs cultivées en Europe aimaient surtout la chaleur et l'humidité, ce qui explique son expansion essentiellement dans les régions méridionales. Mais aujourd'hui, après de longues recherches génétiques, on a mis au point des variétés hybrides qui s'adaptent bien à des conditions moins strictes. Aussi la culture du maïs se développe-t-elle très vite, car elle permet d'excellents rendements, et le maïs a de nombreux débouchés dans l'industrie alimentaire contemporaine : l'amidon extrait du maïs est utilisé pour la fabrication de sauces, entremets, potages...

Le maïs est la céréale la plus riche en lipides, et cette forte teneur en matières grasses explique les progrès actuels de la fabrication et de la consommation de l'huile de germe de maïs. Le germe du maïs — extrait de la graine dans les amidonneries — contient 35 % de lipides, et le pourcentage d'acides gras poly-insaturés de l'huile extraite du germe est très important : 80 % des acides gras de l'huile de germe de maïs (en particulier l'*acide oléique* et l'*acide linoléique*) sont poly-insaturés, ce qui permet de conseiller cette huile, pour ses propriétés athéromatogènes, dans les cas d'hyper-cholestérolémie. Avec seulement 20 % d'acides gras saturés (*acide palmitique* et *acide léarique*), l'huile de germe de maïs convient fort bien aux nombreuses personnes ayant un excès de cholestérol dans le sang. Mais il convient de faire une remarque importante : l'huile de germe de maïs n'est pas une huile de première pression à froid. Sa fabrication suppose un raffinage excessif. Elle est chauffée, désodorisée, dénaturée au contact de solvants chimiques (en particulier le *trichloréthylène* qui sert, par ailleurs, à détacher les vêtements !). Les propriétés diététiques de cette huile sont donc largement affectées par ce raffinage excessif.

A l'inverse de l'avoine, le maïs est la céréale des pays chauds, car il ralentit les échanges par son action modératrice sur la glande thyroïde. On doit donc manger de préférence du maïs l'été. Mais comme le seigle, le maïs est pratiquement dépourvu de vitamine B3 (PP), et sa consommation exclusive entraîne la pellagre. Il ne peut être qu'un aliment de complément.

7. Le millet

Surtout cultivé en Europe de l'Est, le millet se caractérise par sa richesse en phosphore, en fer et en vitamine A. C'est donc la **céréale**

idéale contre la fatigue intellectuelle, la dépression nerveuse, l'asthénie et l'anémie.

Le *sorgho,* de la même famille que le millet, est seulement cultivé en Europe comme fourrage, à l'inverse des régions tropicales.

8. Le sarrasin

Ce n'est pas réellement une céréale, n'appartenant pas, comme les sept autres, à la famille des graminées : c'est une plante polygonacée. Mais on a pris l'habitude de considérer le sarrasin comme une céréale.

C'est une plante à cycle végétatif court, et qui se contente de sols pauvres, sableux. Elle contient plus de calcium que le blé, **qualité précieuse pour les enfants et les femmes qui allaitent.**

Le sarrasin contient de nombreux acides aminés essentiels, dont le *tryptophane,* caractéristique des protéines animales. C'est donc un aliment de complément utile.

CHAPITRE IV

Les céréales dans le cadre de certains régimes

1. Le régime hygiéniste

« La suppression de toutes les céréales s'impose ».

A. Mosseri

En 1928, Shelton, en ouvrant son « école de santé », veut marquer sa lutte contre *« le nombre grandissant de médecins et de médicaments qui devient un grave danger pour la vie humaine ».* C'est l'avènement de l'hygiène naturiste reposant sur les *« abus et l'incompétence de la médecine ».* Paul Carton et Mono seront les grands propagandistes de l'HYGIENISME en France, montrant le chemin à d'innombrables naturistes désireux de réformer totalement leur hygiène de vie, et en particulier leur hygiène alimentaire. Mosseri est aujourd'hui le principal doctrinaire de ce courant original.

Les hygiénistes nous enseignent à maîtriser nos sentiments et nos émotions, à cultiver la patience, le calme, le sang-froid et la pondération. Ils mettent en valeur la nécessité de l'exercice physique et du sommeil. Ils prônent par-dessus tout la nécessité et les vertus du jeûne comme moyen de DESINTOXICATION, de PURIFICA-

TION et de REGENERATION (1). Enfin, ils nous recommandent de ne manger que si on a vraiment faim, et seulement des aliments crus. La cuisson est absente du régime hygiéniste, et la suralimentation inimaginable.

Les hygiénistes éliminent les aliments « contre nature » : viande, charcuterie, sucre, graisses, conserves et... les céréales. L'excès de protides est le pire des excès pour les hygiénistes, dans la mesure où leurs déchets sont acifidiants pour l'organisme, entraînant une toxémie qui surmène le foie et les reins.

Leur régime repose sur le principe fondamental de la nécessité de dissocier les aliments afin de réaliser des COMBINAISONS ALIMENTAIRES harmonieuses : il faut éviter de mélanger certains aliments dont la digestion suppose l'intervention de diastases digestives différentes. De mauvaises combinaisons alimentaires, associant des aliments dont la digestion est incompatible, entraînent des troubles digestifs : ballonnements, flatulence, aigreurs, insomnie, constipation... Il faut donc impérativement combiner — au cours d'un repas — des aliments homogènes quant aux enzymes digestifs que leur digestion suppose : ainsi, par exemple, on ne doit pas manger un sandwich au fromage — à plus forte raison un sandwich au jambon ou autre charcuterie — car le pain empêche une bonne digestion du fromage, et réciproquement. En effet, la digestion protéique du fromage contrarie la digestion amylacée du pain.

De toute façon, pour les hygiénistes, il ne faut pas manger de pain du tout. En effet, les hygiénistes sont frugivores. Pour eux, la nourriture idéale doit être celle des singes anthropoïdes : fruits, noix (noisettes, amandes...) et pousses vertes. Les caractéristiques anatomiques et physiologiques du tube digestif humain sont adaptées à l'ingestion de fruits : nombre et structure des dents, longueur et disposition du tube digestif, position des ongles, propriétés de la salive... Ainsi les hygiénistes vont plus loin que les végétariens ou les végétaliens : ils suppriment également les céréales de leur alimenta-

1. Voir à ce sujet l'ouvrage particulièrement complet d'Alain Saury : Régénération par le jeûne (Editions Dangles).

tion, céréales qu'ils accusent d'être indigestes, acidifiantes, décalcifiantes, causes de tous les maux.

Mosseri écrit : *« L'homme n'a ni les dents, ni les glandes salivaires, ni l'estomac, ni le foie, ni l'intestin pour manger des céréales. »* Pour les hygiénistes les hommes ne sont en aucun cas des granivores, car ils n'ont pas le gésier, adapté au broyage des graines, que possèdent les oiseaux. Les hygiénistes sont extrêmement sévères avec le régime macrobiotique qu'ils accusent d'être toxémique et acidifiant, responsable de toutes les maladies digestives, de colites, de diabète, d'hépatites, mais aussi de grippes, de rhumatismes...

La seule concession que les hygiénistes font aux céréales c'est la consommation de germes. C'est à notre sens une concession infiniment trop modeste, et nous sommes persuadés, convaincus, que les hygiénistes sont dans l'erreur.

En effet, le principe hygiéniste qui prétend que l'homme n'est pas un granivore ne résiste pas à l'analyse la plus élémentaire : si les oiseaux ont un gésier pour broyer les graines c'est bien évidemment parce qu'ils n'ont pas de dents. La dentition de l'homme, et la mastication qui en découle, lui évitent d'avoir un gésier, qui serait bien superflu. D'autre part, la transformation de l'amidon en sucre plus simple, assimilable par l'organisme, est rendue possible par la présence de la ptyaline, diastase digestive de la salive : ainsi l'argument hygiéniste sur l'inadaptation du tube digestif de l'homme à la consommation des céréales est primaire, sans fondement sérieux.

D'autre part, et c'est plus grave, le régime hygiéniste est carencé, en particulier en protéines et en vitamines du groupe B.

L'argument assimilant l'homme au singe anthropoïde ne tient pas non plus : aussi loin que l'on remonte dans le temps, nous l'avons vu, l'homme a toujours consommé des céréales. Et aujourd'hui, on observe que les peuples les plus robustes (Caucasiens, Hounza...) se nourrissent principalement de céréales, source de force et de longévité.

Mais il ne faut pas tomber dans l'excès contraire et ne manger que des céréales, comme certains le préconisent.

2. Le régime macrobiotique

> *« Toute maladie doit être guérie complètement en 10 jours, en mangeant exclusivement des céréales. »*
>
> G. Ohsawa

Georges Ohsawa, abandonné par la médecine alors qu'il n'avait pas 20 ans, s'est guéri lui-même de la tuberculose. Il a mené une vie très active, après avoir institué les fondements d'une hygiène alimentaire et vitale extrêmement répandue : la macrobiotique.

Depuis le début du siècle, notre alimentation a totalement changé (augmentation de la consommation de viande, de sucre, de graisses) et nos pratiques alimentaires traditionnelles ont été bouleversées par le raffinage excessif des aliments et l'utilisation d'additifs chimiques (colorants, conservateurs, émulsifiants...). Toutes sortes de maladies de dégénérescence (cancer, diabète, maladies cardio-vasculaires...) marquent notre XXᵉ siècle, et on peut être inquiet devant l'impuissance de la médecine. Aussi les hommes de notre temps cherchent-ils des méthodes alternatives. D'où le succès de la macrobiotique, qui est une remise en question globale de notre attitude devant les grands problèmes de notre époque.

La macrobiotique est avant tout un changement radical de discipline de vie et en particulier de régime alimentaire. C'est une forme d'application à notre vie quotidienne des principes essentiels de la philosophie orientale qui prône la SAGESSE. Il s'agit, pour les adeptes de la macrobiotique, de réaliser leur ordre intérieur en vivant — et en mangeant — de façon frugale, en harmonie avec la nature, dans la paix, la joie et le bonheur procurés par une meilleure santé morale et physique. La macrobiotique conduit à la maîtrise de soi, au changement, à la re-naissance, à la résurrection par soi-même.

Selon Ohsawa, les *« sept conditions de la santé et du bonheur »* sont : 1) Pas de fatigue. 2) Bon appétit. 3) Sommeil profond. 4) Bonne mémoire. 5) Bonne humeur. 6) Rapidité de jugement et d'exécution. 7) Justice. Pour lui, tout est possible à condition d'avoir la foi en soi-même et en ses capacités à re-naître. Il écrit : *« L'homme doit être son propre médecin. »* C'est la philosophie du TAO, qui se résume à l'auto-amélioration de l'homme conduisant à une auto-guérison.

Cette philosophie du Tao repose sur la dialectique fondamentale de l'univers qui divise tout en deux forces antagonistes mais complémentaires : le YIN et le YANG. Chaque chose contient son contraire qui s'oppose à elle : il y a le jour et la nuit, l'homme et la femme, la guerre et la paix... Ainsi, sur le plan alimentaire, il y a des aliments Yin et des aliments Yang. Chacun, selon son cas, doit réaliser un équilibre subtil entre ces deux types d'aliments.

Les principes alimentaires fondamentaux de la macrobiotique sont simples : il ne faut pas manger de produits raffinés, conservés, colorés, mais seulement des produits naturels. Il faut supprimer les sucres raffinés (boissons industrielles, bonbons, glaces chimiques...) et les graisses animales. Il faut diminuer la consommation de viande et augmenter la part des éléments végétaux : légumes, fruits et surtout CEREALES. Dans le régime macrobiotique, les céréales doivent représenter 50 % des aliments consommés, cette proportion pouvant augmenter jusqu'à atteindre 100 % en cas de maladie comme nous le verrons plus loin. Le régime macrobiotique préconise des aliments spécifiques, en particulier le *gomasio* (mélange de grains de sésame grillés et de sel marin non raffiné) et le *tamari* (sauce à base de soja). Mais de toute façon, les céréales doivent représenter la moitié au moins du volume de tout repas.

Les céréales, bien sûr, doivent être complètes, et issues de culture biologique. Dans la mesure du possible, elles doivent être consommées en GRAINS (de préférence aux farines ou flocons) et SOIGNEUSEMENT MACHEES. L'importance de la mastication est évidente quand il s'agit, dans ce type de régime, de manger des céréales CRUES. Ainsi il est préconisé de mâcher jusqu'à 150 fois une bouchée de riz cru avant de l'avaler. Dans le cas où l'on utilise de la farine, il faut moudre les grains au dernier moment pour éviter l'oxydation qui survient lorsqu'on écrase les grains, affectant leur valeur nutritive.

Dans le cas d'une maladie particulièrement grave, comme l'indique la citation que nous avons placée en exergue à ce paragraphe, il faut alors obligatoirement supprimer tous les autres aliments pour ne se nourrir qu'avec des céréales, pendant dix jours. C'est le régime n° 7 d'Ohsawa, qui doit être suivi, après l'amélioration de l'état de santé, par le régime n° 6 (90 % de céréales et 10 % de légumes) et ainsi de suite.

Nous sommes personnellement sensibles à l'importance donnée aux céréales par les adeptes de la macrobiotique. Nous pensons que leur remise en cause fondamentale de l'alimentation actuelle et l'hygiène de vie qui en découle, imprégnée de sagesse et d'équilibre, sont propres à améliorer la santé de l'homme. Mais nous ne pouvons souscrire à ce principe qui fait des céréales une panacée capable de guérir les maladies les plus graves.

3. Le régime végétalien

Nous devons tous beaucoup à H. Ch. Geffroy, même si nous ne partageons pas entièrement ses idées. Nous lui devons d'avoir été un pionnier dans la lutte contre l'alimentation nocive. Nous lui devons d'avoir montré le chemin vers une réforme d'hygiène alimentaire et vitale fondamentale pour une meilleure santé. Nous lui devons d'avoir ouvert, partout en France, *les magasins de la Vie Claire,* dans lesquels des dizaines de milliers de consommateurs ignorants et désemparés ont retrouvé des produits sains, naturels, biologiques, pour un meilleur équilibre de leur alimentation. Nous lui devons d'avoir facilité notre prise de conscience de l'utilité de réagir et de lutter contre l'évolution dramatique des techniques modernes de l'industrie alimentaire, grâce à ses livres et à sa revue *La Vie Claire.* Oui, nous devons beaucoup à Monsieur Geffroy, théoricien du régime végétalien.

A l'inverse des végétariens, qui suppriment de leur alimentation seulement la chair des animaux (poissons compris), mais consomment des produits animaux dérivés (lait, fromages, œufs, miel...), les

LE MAÏS

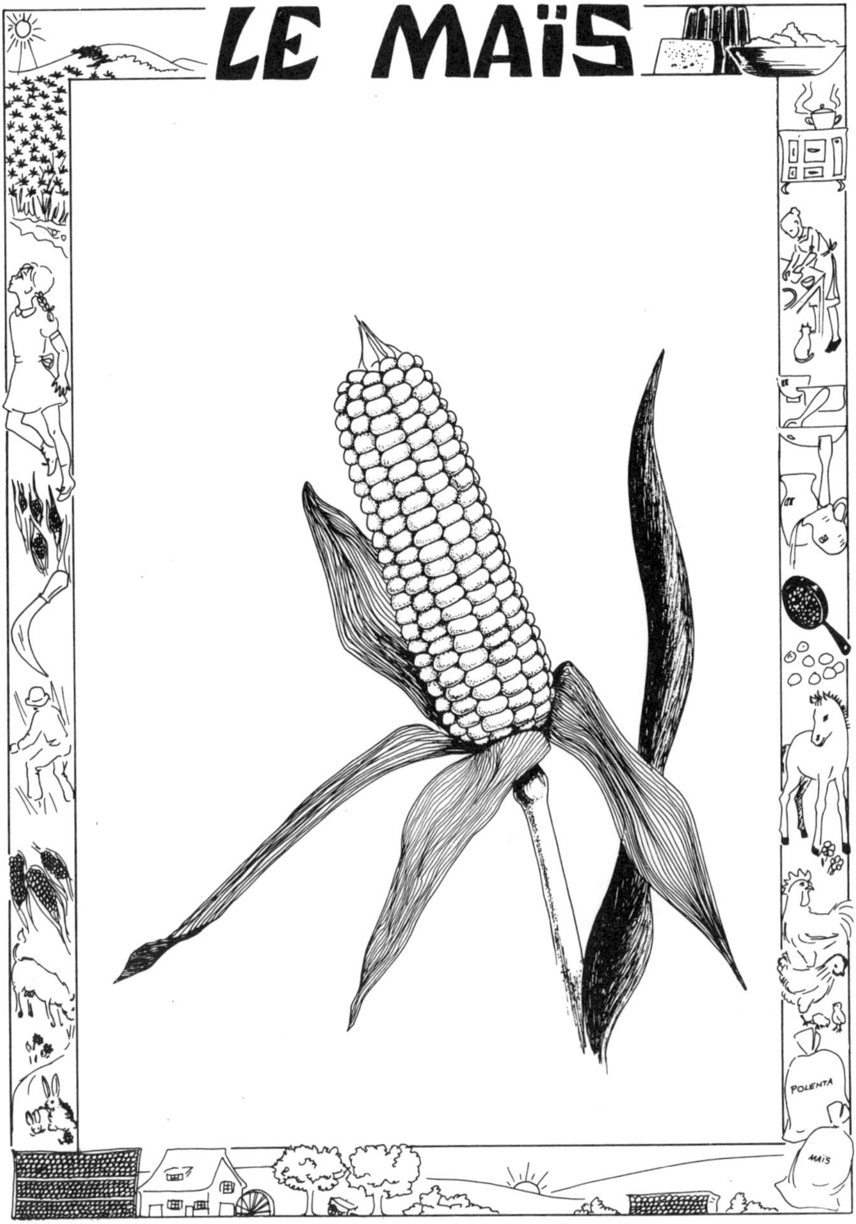

végétaliens rejettent totalement tous les produits animaux, simples ou dérivés. Nous verrons à la fin de ce chapitre quelle importance très grande ont les céréales dans le régime végétalien, mais avant nous devons exposer rapidement les arguments qui accréditent le refus de la viande.

— La viande a une valeur calorique assez faible : environ 220 calories pour 100 grammes de viande, contre 360 calories (3 fois plus) pour 100 grammes de farine complète.

— La viande contient très peu de sels minéraux (moins de 1 %).

— La viande est riche en acides gras saturés générateurs de cholestérol et d'artériosclérose.

— La viande produit peu de déchets intestinaux : c'est un aliment constipant et acidifiant.

— L'organisme de l'homme est inadapté à la consommation de viande, car l'homme n'a pas un foie et des reins capables de filtrer (pour le foie) et d'éliminer (pour les reins) les produits dérivés de la dégradation digestive des acides aminés des protéines animales : le foie et les reins de l'homme qui consomme régulièrement de la viande sont surmenés, surchargés, et toutes sortes de maladies dérivent de ce fonctionnement anormal.

— La dégradation digestive de la viande entraîne des fermentations intestinales, une putréfaction nocive et toxique pour l'organisme qui se trouve envahi (à cause de la perméabilité de la muqueuse intestinale) par des déchets qui l'empoisonnent.

— Le noyau des cellules des acides aminés dérivant de la dégradation des protéines animales est riche en *purines*. Or, la dégradation métabolique de ces purines produit de l'*acide urique* extrêmement nocif à la santé, car il envahit les tissus et les articulations. L'acide urique provenant des purines de la viande provoque rhumatismes, arthrite, troubles digestifs et nerveux, urémie, néphrite... Bien des maladies caractéristiques de notre époque de surconsommation de viande.

Nous pensons vous avoir convaincu de la nocivité de la viande pour la santé. Pourtant la viande, consommée modérément, semble être indispensable pour son apport protéique : c'est ce que les nutritionnistes pensent. A la place de la viande, les végétariens préconisent la consommation de protéines animales dérivées : lait, fromages, œufs... Mais les végétaliens sont intransigeants, eux : ils rejettent toutes les protéines animales, sans exception. Mais alors une question vient à l'esprit : quelles sont les sources de protéines dans l'alimentation végétalienne ? Mais les céréales, bien sûr ! Pour les végétaliens, les céréales forment l'aliment de base du régime alimentaire. Sans céréales, le régime végétalien serait très gravement carencé en protéines. En effet, pour les végétaliens, la recherche de protéines conduit à trois solutions :

— La première consisterait à manger de très importantes quantités de légumes, mais des quantités tellement énormes qu'elles surchargeraient notre tube digestif inadapté (car si nous ne sommes pas des carnassiers nous ne sommes pas, non plus, des ruminants).

— La deuxième consisterait à introduire dans la ration alimentaire une grande quantité de féculents (haricots secs, lentilles, fèves, pois cassés...) mais là encore un tel excès serait nuisible car il entraînerait des problèmes digestifs multiples : flatulence, ballonnements, dyspepsies.

— La troisième est la plus raisonnable : elle consiste à rechercher la ration protéique indispensable dans LA CONSOMMATION REGULIERE DE CEREALES COMPLETES. En effet, la teneur des céréales en protéines est loin d'être négligeable, comme nous l'avons indiqué par ailleurs. 300 grammes de pain complet correspondent — quant à la richesse en protéines — à 125 grammes de viande.

Pour les adeptes du régime végétalien il n'y a pas d'alternative possible : la ration protéique convenable pour maintenir l'organisme en bonne santé sera recherchée dans les céréales.

CHAPITRE V

Le pain

1. 4 000 ans pour en arriver là !

En 1978, nous avons de quoi être perplexes lorsqu'il s'agit d'acheter du pain. Notre choix se limite à peu près à trois possibilités :

— Dans la plupart des boulangeries, nous trouvons du pain à la farine parfaitement blanche trouée d'énormes cavités bizarres, à la croûte dorée à point pour susciter l'envie, aux formes souvent attirantes... Un pain bien décevant en vérité, lorsqu'il est sur notre table : fade, insipide, il ne se conserve pas d'un jour à l'autre, devenant dur comme du bois. Un pain que l'on gaspille, que l'on renie.

— Dans les magasins à grande surface (temples contemporains de la consommation) à côté du rayon boulangerie, quand il existe, rayon garni de pain provenant directement de ces impressionnantes usines à pain modernes, pain possédant les mêmes « qualités » que le précédent, nous trouvons un rayon artistiquement décoré où sont offerts à nos regards toutes sortes de pains aux noms étrangers (souvent anglo-saxons) enveloppés dans de la cellophane enduite de chlorure de polyvinylidène — mais oui ! — pains riches, à défaut de goût, d'émulsifiants et de conservateurs, pains qu'une jolie fille aux lèvres gourmandes et au déhanchement suggestif vous a incité à acheter, la veille au soir, lors d'un spot publicitaire télévisé.

— Dans certaines boulangeries, encore peu nombreuses malheureusement, et dans tous les MAGASINS DE PRODUITS NATURELS ET DIETETIQUES, nous pouvons trouver du pain complet, cuit au levain et dans un four à bois, pain au goût subtil, indéfinissable... un goût qui rappelle des souvenirs enfouis dans les profondeurs de notre mémoire et dont la résurgence nous fait nous interroger : comment avons-nous pu, pendant si longtemps, manger ce pain blanc si totalement dénué de saveur, et comment ferons-nous, désormais, pour trouver toujours et partout du pain complet. Réflexion qui peut nous conduire à vouloir le fabriquer nous-mêmes.

Le pain n'a pas toujours existé. L'homme primitif, dans la haute antiquité, consommait des bouillies de céréales et des galettes grossières. La « découverte » du pain fut accidentelle : pour avoir oublié une galette de gruau et pour avoir voulu la faire cuire tout de même, deux ou trois jours plus tard, bien qu'elle eût changé d'aspect, devenue aigre et boursouflée, l'homme « inventa » le pain, produit issu du processus mystérieux et complexe de la fermentation.

Pendant quarante siècles, la technique de panification ne changea pas, à quelques nuances près. Puis le XXe siècle a tout bouleversé : au nom des rendements, de la productivité, de la simplification du travail... l'homme contemporain a choisi de faire table rase, de dénigrer les méthodes ancestrales. Pour quel résultat ?

Aujourd'hui, après plusieurs décennies d'erreurs accumulées, certains boulangers scrupuleux et consciencieux réhabilitent les procédés de nos arrière-grands-pères que deux ou trois générations marquées par un progrès bien contestable n'ont pas suffi à effacer. Ils réapprennent la leçon de l'histoire.

Le pain est plus qu'un symbole, dans l'histoire de l'humanité, car il a toujours représenté le fondement de l'alimentation de milliards d'hommes, à travers les civilisations, les continents, les époques. Sans entrer dans les détails, nous pouvons observer que les Egyptiens connaissaient parfaitement les procédés de panification : de nombreux vestiges archéologiques en témoignent. Les Grecs maîtrisaient si bien les méthodes de fabrication du pain qu'ils savaient présenter celui-ci de 72 façons différentes ! D'ailleurs, au temps de la splendeur romaine, ils eurent le monopole de cet « art » : les quelque 300 à 350 boulangeries que l'on pouvait dénombrer à Rome sous le règne d'Auguste étaient toutes la propriété de Grecs émigrés. Les Romains, par leur politique d'extension territoriale, envahirent des régions qui leur permirent d'enrichir certaines de leurs connaissances : ainsi au plan de la panification, ils apprirent des Celtes et des Ibères l'usage de l'écume de bière, qui rendait le pain plus léger.

Au Moyen Age, la consommation de pain de froment disparut devant la généralisation du pain de seigle, du pain de sarrasin ou du pain de méteil (mélange de blé et de seigle). Un usage particulier à cette époque était très répandu : le pain rassis, coupé en tranches larges et épaisses, servait de support aux autres aliments, tenant lieu d'assiette. C'est le « pain-tranchoir » que l'on mangeait seulement à la fin du repas, imbibé de jus.

Le pain de froment ne s'est généralisé, en France, qu'à partir du XVIIIe siècle. L'emploi de la levure de bière, qui avait fait son apparition à la fin du XVIIe, malgré les critiques des médecins de l'époque qui la disaient nocive pour la santé, permettait de fabriquer un pain spécial appelé « pain à la reine ». Il fallut attendre longtemps avant d'abandonner cette levure fournie par les brasseries, levure remplacée d'abord par des produits issus d'un moût de céréales, puis, depuis le début du siècle, par des levures nourries sur un moût de mélasse.

La consommation de pain, en France, n'a cessé de diminuer depuis le début du siècle. Voici le tableau de cette évolution :

— 1900 : 700 grammes par habitant et par jour,
— 1920 : 500 g,
— 1938 : 400 g,
— 1950 : 250 g,
— 1977 : 160 g.

La baisse de la « qualité » n'est pas en cause. Ce n'est pas une raison fondamentale de la diminution de la consommation mais si le pain était meilleur peut-être que bien des gens qui n'en mangent plus, ou pratiquement plus, retrouveraient volontiers le chemin des boulangeries. Les raisons de cette baisse de l'importance du pain dans notre alimentation sont autres : élévation du niveau de vie, diversification de l'alimentation et sédentarité nous semblent être les principales.

On compte tout de même, aujourd'hui, en France, 42 000 boulangeries... et quelques « usines à pain » industrielles. On trouve des boulangeries à peu près partout. Leur fermeture, dans certains petits villages, symbolise la détresse du monde rural affecté par l'exode de ses jeunes. Heureusement qu'un mouvement inverse se dessine actuellement : on trouve maintenant, dans les foires expositions, des fours à pain destinés à l'usage domestique, et les publications écologiques donnent des plans et des conseils permettant de fabriquer son propre four (1).

2. Pour faire un bon pain

La définition légale du pain est la suivante : *« Le pain de consommation courante s'entend du produit provenant de la cuisson d'une pâte composée exclusivement de farines panifiables, de sel, de levure — ou levain — et d'eau. »* Nous pourrions ajouter à cette définition légale que la pâte destinée à être cuite a été préalablement mise en forme, après le pétrissage et la fermentation.

La formule de base qui préside traditionnellement à la fabrication du pain français est immuable :

— 100 parties de farine,
— 60 parties d'eau,
— 2 parties de sel,
— 1 partie de levure.

1. A ce sujet, nous vous conseillons la lecture des revues *Le Sauvage* et *La gueule ouverte*.

De plus, la législation française autorise l'emploi de quatre additifs de fabrication :

— la farine de fève (moins de 2 %),
— l'acide ascorbique (vitamine C),
— le malt (moins de 0,3 %),
— le gluten.

Nous pouvons observer que la fabrication des pains spéciaux préemballés semble échapper à cette réglementation puisque d'autres additifs sont utilisés, dont un conservateur omniprésent dans ce type de pain : le *propionate de calcium*.

Les additifs de fabrication autorisés ont chacun leur propriété : la farine de fève sert à blanchir la farine. C'est le seul mode de blanchiment qui soit permis en France. La vitamine C favorise la fermentation, ainsi que le malt, qui a également l'intérêt de colorer la croûte. Enfin le gluten est ajouté parfois pour la fabrication de pains spéciaux moins riches en glucides destinés aux diabétiques.

Il faut souligner enfin, pour être juste, que la levure utilisée dans la panification n'est pas une levure chimique comme on le dit souvent à tort. C'est la levure de boulangerie, qui est tout simplement un champignon microscopique unicellulaire : le *saccharomyces cerevisae*. A l'inverse de cette levure de boulangerie qui est un produit parfaitement naturel, les pâtissiers, eux, utilisent une levure chimique, ce qui explique que l'on puisse faire une confusion parfois.

Le levain provient d'un prélèvement sur la pâte de la veille qu'on a laissé fermenter avant de l'incorporer à la nouvelle pâte.

Il faut noter que certains boulangers utilisent à la fois la levure et le levain qu'ils mélangent dans des proportions variables pour fabriquer un pain que l'on qualifiera de « mixte ». Si l'emploi de la levure s'est généralisé, il y a une raison évidente : alors que le travail du pain au levain nécessite un temps de fabrication échelonné sur 16 heures, l'usage de la levure de boulangerie diminue considérablement le travail de nuit en réduisant le temps de travail et en permettant au boulanger de fixer des horaires précis et réguliers, ce qui n'est pas possible avec le travail au levain qui entraîne des temps de fermentation souvent imprévisibles et irréguliers, en particulier en fonction de la température et de l'humidité.

Pour terminer cette définition du pain nous devons indiquer les deux types de fours utilisés : le four à chauffage direct et le four à chauffage indirect. Dans ce dernier, la chambre de cuisson du pain est indépendante du foyer qui chauffe le four, et quel que soit le mode de chauffage utilisé (bois, électricité, fuel, gaz) on peut dire que le résultat est le même. Dans le four à chauffage direct, au contraire, l'importance du combustible est essentielle, étant donné qu'il est en contact avec le pain. Dans les fours à chauffage direct à bois, on fait brûler le bois dans la chambre du four. Quand la combustion est terminée on retire les braises et les cendres et on enfourne les pâtons qui cuisent sous l'effet de la chaleur emmagasinée par les parois du four.

Au début de ce chapitre, nous avons mis l'accent sur la réelle médiocrité du pain qui nous est proposé aujourd'hui. Nous nous proposons, bien sûr, d'indiquer les quelques « clés » qui permettent de remédier à cet état de chose fâcheux. Mais avant de poursuivre, nous ne pouvons résister à l'envie de vous indiquer dans quelles conditions se fait le pain à l'étranger — nous prendrons l'exemple des Etats-Unis — car si les Français se plaignent, à juste titre, que le pain est de moins en moins bon, il faut essayer de comprendre le paradoxe qui fait de ce pain si décrié par les Français un aliment particulièrement apprécié des étrangers qui viennent chez nous.

La définition légale du pain aux Etats-Unis n'a rien à voir avec la nôtre. Les boulangers américains, nous devrions dire les chimistes, utilisent les ingrédients suivants, dans les proportions constantes que nous donnons :

— 100 kg de farine blanchie à l'arc électrique — 15 000 volts — ou aux additifs *(chlore, trichlorure d'azote, dioxyde de chlore, péroxyde de benzol, péroxyde d'acétone),*

— 65 litres d'eau,

— 2 kg de levure dérivée de l'aluminium,

— 2 kg de sel,

— 1 kg de malt,
— 6 kg de sucre,
— 4 kg de matières grasses,
— 5 kg de lait en poudre,
— 0,500 kg de *« yeast food »,* mélange de *bromate de potassium, chlorure d'ammonium, tertrate de potassium, chlorure d'amylase,*
— du *monostéarate de polyoxyéthylène,* en quantité non précisée, pour que le pain reste frais plus longtemps,
— du *diglycol* qui permet d'amollir la mie.

Cette énumération a de quoi nous faire peur. Gardons-nous de copier un jour ce mauvais exemple et méfions-nous de ces pains qui apparaissent actuellement chez nous dans un emballage couvert de graphismes rappelant l'Amérique. Il est clair que le pain américain n'a absolument plus rien à voir avec le produit naturel qu'il n'aurait jamais dû cesser d'être. Comment s'étonner que tant d'Américains souffrent de troubles digestifs, d'allergies, d'obésité, alors que leur peau se couvre d'eczéma et qu'ils perdent leurs cheveux !

En fait, cet exemple significatif d'une évolution dangereuse en matière de fabrication du pain doit nous convaincre de l'impérieuse nécessité de lutter pour que les techniques de panification industrielle modernes ne remplacent pas progressivement la fabrication traditionnelle du pain. La boulangerie doit rester un artisanat. Nous devons sauvegarder cette corporation qui risque d'être menacée à brève échéance par les tentacules de l'industrie. Plus encore, nous devons inciter les boulangers à réagir contre la facilité dans laquelle ils ont tendance à tomber. Nous devons les pousser à revenir à des procédés de fabrication permettant la renaissance d'un pain au goût merveilleux d'autrefois.

Pour faire un bon pain, cinq conditions doivent être remplies :

1) Le blé doit être issu de culture biologique sans engrais ni traitements de synthèse, sans désherbants, à partir de semences non traitées pour la conservation, blé transporté et stocké, après la récolte, sans usage de conservateurs chimiques.

2) La farine obtenue à partir de ce blé doit être fabriquée dans des moulins équipés de meules de pierre donnant une mouture lente, sans échauffement, ce qui interdit l'utilisation des cylindres. Cette farine doit être stockée sans conservateurs.

3) La farine employée pour faire le pain doit être impérativement une farine complète, et non une farine blanche.

4) La panification doit être réalisée avec du levain et non de la levure.

5) La cuisson doit se faire dans un four à bois à chauffage direct.

Certains lecteurs vont sourire en lisant ces lignes. Des agriculteurs sont incrédules quant aux possibilités de l'agriculture biologique de produire des rendements suffisants et de lutter efficacement contre les attaques parasitaires ou cryptogamiques. Ces agriculteurs ont tort car l'agriculture biologique est une merveilleuse alternative qui prend en considération les nécessités écologiques de notre environnement, par respect pour les générations futures. Des professionnels de la meunerie pourront nous accuser de passéisme et contester le retour aux meules de pierre, au nom de l'efficacité. Ces industriels se trompent, tant il est vrai que l'on ne doit jamais rougir de ses erreurs, et que la qualité diététique des farines obtenues par leurs cylindres est incontestablement médiocre. Un retour aux techniques du passé les honorerait. Des boulangers voulant avoir leur part de notre civilisation des loisirs répugneront à réapprendre les méthodes contraignantes du passé. Ces boulangers sont dans l'erreur car il y aura, dans les années à venir, une demande de plus en plus forte de pain complet fabriqué au levain et cuit au feu de bois. Une demande tellement croissante qu'un jour viendra, un jour pas si lointain, où elle primera sur celle du pain blanc. L'évolution est en marche qui pousse des agriculteurs, toujours plus nombreux, vers l'agriculture biologique, des industriels consciencieux vers le temps où ils étaient encore des meuniers, des boulangers aimant le travail bien fait vers l'art de faire un vrai pain.

Enfin, certaines personnes peuvent nous reprocher de privilégier le pain complet par rapport au pain blanc. Elles pensent, influencées par tout un courant d'opinion à la mode il y a quelques

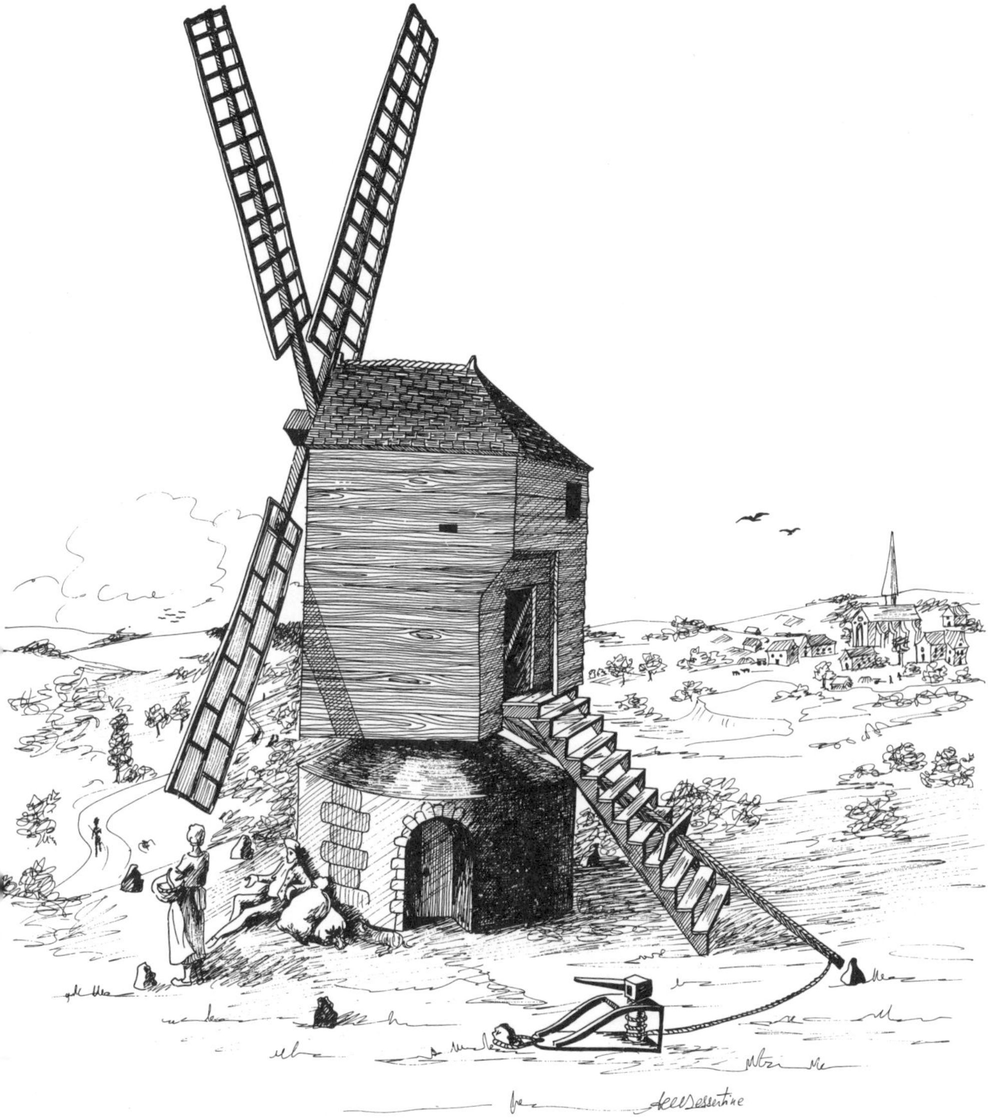

années, que le pain complet décalcifie. Ces personnes se trompent, et il nous appartient de dire pourquoi.

3. La nécessité du pain complet

Certains accusent le pain complet d'engendrer anémie et décalcification chez les personnes qui en font une consommation importante, à l'exclusion de tout pain blanc. Ils fondent leur argumentation sur la présence d'*acide phytique* dans les enveloppes périphériques du grain de blé, enveloppes dont la mouture se confond avec celle de l'amande dans le cas d'un blutage propre à produire de la farine complète.

Cet *acide phytique* présent dans la farine complète est une combinaison d'*inositol* et d'*acide phosphorique*. Or, il a été prouvé expérimentalement que l'*acide phytique* contrariait le métabolisme du calcium et du fer. L'acide phytique se combine avec le calcium pour former un précipité INSOLUBLE, le *phytate de calcium,* qui est éliminé avec les matières fécales : l'assimilation du calcium est donc impossible en présence d'acide phytique. Et la consommation régulière et exclusive du pain complet conduirait à une grave décalcification, suite logique de ce raisonnement. De même, l'acide phytique entrave l'assimilation du fer en formant le *phytate de fer,* également insoluble. Ce sont des arguments sérieux si on s'en tient au strict plan chimique, et aux travaux expérimentaux effectués en laboratoire, sur des éléments isolés de leur contexte naturel. Or, c'est à ce niveau que réside l'erreur. Il ne sert à rien que des chimistes reproduisent les réactions élémentaires provoquées par la mise en présence d'acide phytique et de calcium HORS DU MILIEU NATUREL ET VIVANT où se réalisent habituellement ces réactions : en l'occurrence, pour le problème qui nous préoccupe, lors de la fabrication du pain. En effet, et nous ne reviendrons jamais assez sur la nécessité de prendre en considération le caractère totalement original du produit naturel, en matière de diététique et de nutrition, en effet, donc, nous avons la certitude que la farine contient le catalyseur, le ferment, la diastase qui NEUTRALISE

L'ACTION DE L'ACIDE PHYTIQUE PENDANT LA FERMENTATION DE LA PATE : LA PHYTASE.

La présence de *phytase* change entièrement le problème : la phytase hydrolyse l'acide phytique en séparant la molécule d'*inositol* des molécules d'*acide phosphorique,* et l'action de l'acide phytique sur le calcium et le fer en est ainsi contrariée, réduite à néant. La nature a bien fait les choses, encore une fois, et les réactions secrètes qui s'effectuent au sein de la pâte en cours de fermentation n'ont absolument rien à voir avec celles que les chimistes peuvent reconstituer dans leurs laboratoires.

Mais il faut souligner un point essentiel, qui peut donner raison, en partie, aux détracteurs du pain complet : pour agir, la phytase a besoin d'un temps assez long, car l'hydrolyse de l'acide phytique n'est pas instantanée, mais s'effectue peu à peu, pendant plusieurs heures. Avec la méthode de panification traditionnelle au levain la fermentation dure une journée entière. La phytase a parfaitement le temps d'agir, et l'acide phytique est ainsi neutralisé, ce qui respecte l'intégrité du calcium et du fer. Cette observation justifie LA FERMENTATION LENTE AU LEVAIN.

Mais, dans la panification à la levure de boulangerie, la fermentation est réduite à presque rien : une demi-heure dans le cas d'une pâte obtenue par pétrissage rapide !!! Aussi la phytase n'a-t-elle pas le temps d'agir, l'acide phytique n'est pas neutralisé et s'associe comme nous l'avons dit au calcium et au fer pour engendrer un précipité insoluble. La fermentation rapide exclue donc impérativement que l'on puisse fabriquer du pain complet avec de la levure, puisque ce serait faire courir un risque grave de décalcification aux personnes qui le consommeraient.

Au total, on peut résumer ainsi ce paragraphe :

La fabrication du pain complet nécessite une fermentation lente au levain.

Dans le cas où sa fabrication s'effectue avec du lèvain, bien loin d'entraîner les décalcifications dont parlent ses détracteurs, le pain complet, étant donné sa grande richesse en sels minéraux — par rapport au pain blanc — et en vitamines permettant leur métabolisme et leur assimilation par l'organisme, contribue à nous garder en bonne santé.

Le pain complet au levain est un puissant agent de reminéralisation.

Soyez vigilants lorsque vous achetez votre pain complet ; exigez toujours :

— qu'il soit fabriqué avec une farine complète issue de blé de culture biologique ;

— qu'il soit obtenu par fermentation lente au levain.

Ces deux impératifs excluent l'achat de pain complet fabriqué avec de la levure et de la farine normale, non biologique. Ils excluent également — c'est évident — l'achat de pain abusivement qualifié de complet alors qu'il est réalisé par l'addition de farine blanche et de son : ce type de pain est une duperie pour le consommateur. On le reconnaît facilement à la structure de la mie.

Nous développons très longuement dans le chapitre VII les vertus propres à la cellulose dont le pain complet est particulièrement riche.

4. Les méthodes de panification

Le Centre National de la Recherche Scientifique (C.N.R.S.) a publié en 1962 un ouvrage très important de mille pages sur le problème de la qualité du pain, sous la direction du Professeur Terroine. Sa conclusion va à l'encontre des critiques formulées par les nostalgiques — nous en sommes — d'une époque où les méthodes de panification étaient plus artisanales, et le pain plus naturel. L'exposé de ces techniques de panification nous permettra de mieux juger cette évolution.

La pâte destinée à la fabrication du pain est formée, nous l'avons vu, de farine, d'eau, de sel et de levure (ou de levain) dans les proportions suivantes : 100-60-2-1. La bonne compréhension des processus chimiques qui modifient la structure de la farine pendant la fabrication du pain suppose une connaissance plus exacte des éléments qui la constituent : la farine est formée de glucides (principalement l'amidon), de protéines (en particulier le gluten), de lipides et de diastases favorisant certains métabolismes.

— L'**amidon** est l'élément le plus important, quantitativement : de 50 % (farine complète) à 75 % (farine blanche). Sa dégradation enzymatique suppose l'intervention de l'amylase présente dans la salive, appelée ptyaline, et de l'amylase pancréatique. Il est ainsi dextrinisé, fragmenté en sucres plus simples, dont le maltose.

— Le **gluten** est composé de deux acides aminés : la *gliadine* et la *gluténine*. Il faut préciser que l'on trouve dans les couches périphériques du grain de blé — donc dans la farine complète — un enzyme qui agit sur le gluten en lui faisant perdre une partie de son élasticité : la *gluténase*. Ainsi la rétention par le gluten des bulles de gaz engendrées pendant la fermentation panaire se trouve contrariée sous l'action de la gluténase, et nous comprenons mieux pourquoi le pain complet est moins poreux, moins aéré que le pain blanc.

— Les **lipides** de la farine sont modifiés au cours de la fermentation sous l'action de la lipase et de la lipoxydase qui libèrent des acides gras. Ceux-ci sont responsables d'une certaine acidification de la pâte.

Pendant la panification, des bouleversements complexes affectent la pâte, au cours des différentes opérations qui se succèdent jusqu'à l'obtention du pain : pétrissage, fermentation initiale, façonnage des pâtons, fermentation finale, cuisson, ressuage.

a) Le pétrissage

Le pétrissage a pour but de mélanger soigneusement les différents ingrédients jusqu'à ce que la pâte devienne parfaitement homogène. Autrefois le pétrissage se faisait « à bras ». Aujourd'hui les boulangers utilisent des pétrins mécaniques perfectionnés malaxant la pâte à des vitesses toujours plus rapides (actuellement 90 tours/minute pendant 20 minutes). Avec ces pétrins modernes, le pain est plus aéré et plus volumineux au détriment du goût.

Pendant le pétrissage l'eau est intimement mêlée au gluten et à l'amidon qui l'absorbent. La quantité d'eau qu'il est nécessaire d'ajouter pour avoir une pâte de consistance convenable varie selon le type de farine utilisée. En effet, les farines panifiables ont une aptitude plus ou moins grande à s'hydrater : c'est ce que l'on appelle la *force* des farines. Les farines fortes donnent un bien meilleur pain. Tous les efforts entrepris sur le plan génétique pour améliorer les variétés de blé tendent à mettre au point des blés qui donneront une farine forte.

Il ne faut pas ajouter trop d'eau ni pétrir la pâte trop longuement si l'on veut éviter qu'elle soit peu consistante et collante.

C'est le gluten qui est responsable de l'élasticité et de la plasticité de la pâte. Ce sont les exceptionnelles propriétés du gluten de blé qui expliquent les qualités boulangères de sa farine. La plupart des céréales ne sont pas panifiables faute de contenir un gluten capable de conférer à la pâte les propriétés propices à une fermentation panaire. Ainsi, pour fabriquer du pain de seigle, il est nécessaire d'incorporer de la farine de blé en quantité équivalente à celle de la farine de seigle.

L'air incorporé à la pâte pendant le pétrissage joue un rôle essentiel en favorisant certaines oxydations indispensables au bon amalgame de la pâte. L'usage de l'*acide ascorbique* est légalement autorisé, nous l'avons vu, pour améliorer ces processus d'oxydations : l'acide ascorbique, paradoxalement, a des propriétés réductrices. Mais son incorporation à la pâte lui fait subir des modifications enzymatiques qui le transforment en agent oxydant.

De même, l'addition de farine de fève, autorisée pour le blanchiment de la farine et l'amélioration des farines de force insuffisante, améliore ces processus d'oxydations car la farine de fève contient de la lipoxygénase.

b) La fermentation

Lorsqu'on a obtenu une pâte bien homogène, grâce au pétrissage, on la laisse reposer. Commence alors la fermentation, phénomène enzymatique complexe, processus biologique et physico-chimique dont la durée est extrêmement variable selon le procédé de fabrication ; avec l'emploi du levain, cette fermentation dure une journée entière. Avec la levure, traditionnellement, elle se limite à 4 heures. Les méthodes modernes de pétrissage rapide permettent aujourd'hui de réduire le temps de fermentation à 1/2 heure !!!

Schématiquement, la fermentation consiste en une production de gaz carbonique par la transformation des sucres de l'amidon de la farine, les bulles de gaz carbonique étant retenues au sein de la pâte à cause de l'élasticité du gluten qui permet à la pâte de gonfler sans les laisser échapper.

Dès le début de la fermentation, il y a simultanéité d'action entre l'amylase de la farine et les enzymes de la levure. C'est essentiel, car ces enzymes ne peuvent agir qu'à partir des produits issus de la dégradation de l'amidon. L'amylase de la farine attaque l'amidon en le transformant en maltose. L'addition de malt étant autorisée par la législation, cette attaque de l'amidon en est facilitée. Pendant ce temps, la levure réalise au sein de la pâte une fermentation de type alcoolique qui produit pour l'essentiel deux nouveaux éléments : du gaz carbonique et de l'alcool. Cette fermentation alcoolique se fait aux dépens des sucres simples qui apparaissent au fur et à mesure de la dégradation de l'amidon et des réactions chimiques qui en découlent, au sein de la pâte. Ces sucres sont le maltose, le glucose, le fructose et le saccharose.

Il faut souligner que, lors de la fermentation initiale, la formation d'alcool est prépondérante par rapport à celle de gaz carbonique. A l'inverse, après la formation des pâtons, et jusqu'au moment de l'enfournement, pendant la fermentation finale, c'est le gaz carbonique qui est produit en plus grande quantité.

La température à laquelle se déroule la fermentation alcoolique a une grande importance sur la durée de celle-ci. La température moyenne propice à une fermentation normale est de 25°. En élevant la température à 35° la fermentation est deux fois plus rapide. Au contraire, si l'on refroidit la pâte aux alentours de 10°, la fermentation est considérablement freinée. Les boulangers emploient aujourd'hui de plus en plus souvent des méthodes de réfrigération de la pâte. Ils interrompent la fermentation après le stade initial de celle-ci en formant des pâtons qu'ils refroidissent brutalement à une température de 5°. Cette technique leur permet de programmer parfaitement leur temps de travail, car ils peuvent préparer de la pâte qui ne sera cuite que le lendemain, au fur et à mesure de leurs besoins.

Le développement de la pâte pendant la fermentation dépend des capacités propres au gluten de la farine employée. Le gluten doit rester imperméable au gaz carbonique tout en s'étirant suffisamment pour permettre à la pâte de gonfler, sous la pression du gaz.

Avant l'enfournement qui précède la cuisson, les boulangers incisent les pâtons, ce qui donnera plus de légèreté au pain, et le rendra plus appétissant.

c) La cuisson

Dès l'introduction des pâtons dans le four des bouleversements brutaux s'opèrent au sein de la pâte : immédiatement, le volume de la pâte s'accroît et un début de croûte se forme en surface. Cette augmentation de volume s'explique par une brusque intensification de la production de gaz carbonique résultant d'une activation du travail de la levure. Cet accroissement de volume prend fin rapidement, dès que la température atteint 75°. A cette température, il y a inactivation des enzymes de la levure. L'alcool commence alors à s'évaporer, sous l'effet de la chaleur.

Aux alentours de 90° se dessine une différenciation assez nette entre la mie et la croûte. Pendant le reste de la cuisson, la température de la mie ne dépasse pas 100°, alors que celle de la croûte peut atteindre 200°. Il faut noter que la caramélisation de la croûte commence vers 110°. La température moyenne des fours se situe en général autour de 250°.

Pendant les premières minutes de la cuisson, le gluten perd toute l'eau avec laquelle il s'est associé pendant la fermentation, et il finit par coaguler vers 70°. Cette eau libérée par la coagulation du gluten se diffuse au sein de la pâte en formant de la vapeur d'eau qui contribue à l'expansion de la pâte. Cette eau permet également une meilleure hydratation de l'amidon.

L'amylase responsable de la dégradation de l'amidon pendant la fermentation est inactivée par la chaleur, elle aussi, aux alentours de 70°. Mais il faut noter que pendant les courts instants qui suivent l'enfournement des pâtons l'amylase continue à produire des quantités appréciables de maltose.

La couleur brune de la croûte provient de la caramélisation des sucres en surface de la pâte.

La cuisson dure de quinze à trente minutes, suivant le poids des pains. Contrairement à l'usage répandu dans le plus grand nombre de pays, dont les boulangers utilisent des moules, l'enfournement des pâtons se fait, chez nous, sur des soles.

A la sortie du four, le pain refroidit lentement, la vapeur d'eau et le gaz carbonique étant progressivement remplacés par l'air ambiant, échange qui s'opère à travers la croûte. C'est le *ressuage.*

Contrairement à l'idée qui vient immédiatement à l'esprit au sujet du rassissement du pain, cette transformation n'est absolument pas due à la dessiccation. En effet le pain devient rassis de la même manière en milieu saturé en eau. Si la croûte ramollit c'est à cause du transfert de l'eau, de sa migration à travers le pain dont la mie s'émiette assez rapidement. Le rassissement du pain est dû au phénomène de rétrogradation de l'amidon qui perd peu à peu sa souplesse initiale pour devenir ferme et rigide. Cette rétrogradation de l'amidon peut être contrariée si l'on réchauffe le pain à une température de 60°. L'amidon redevient souple et élastique, et le pain « frais ». On peut ainsi utiliser cette propriété en congelant le pain et en le repassant dans un four quelconque avant de le consommer. Cette pratique se développe aujourd'hui parmi les consommateurs possédant un congélateur.

Il faut insister sur le fait que le pain frais est indigeste. Etant donné qu'il a conservé une certaine élasticité, les sucs digestifs le pénètrent mal. Il est donc lourd à digérer, surtout si on le mange rapidement sans le mastiquer suffisamment. Le pain frais est déconseillé aux dyspeptiques et aux personnes âgées. Le pain rassis se laisse beaucoup mieux pénétrer par la salive : il est beaucoup plus digeste.

Nous terminerons ce développement sur la fabrication du pain en disant un mot du pain au gluten que les diabétiques peuvent acheter dans les magasins de diététique : c'est un pain fabriqué avec une farine enrichie de 30 % de gluten. Ce pain, qui a une mie légèrement collante, contient donc moins d'hydrates de carbone que le pain ordinaire.

5. Panification à l'ancienne : méthode traditionnelle dite « des trois levains »

— On prélève sur la dernière fournée de la veille 2 kg de pâte : le **levain chef.**

On fait une boule avec le levain chef, que l'on place dans une corbeille à un endroit frais et aéré l'été, tempéré l'hiver.

— On laisse reposer le levain chef environ 10 heures.

— On incorpore 8 kg de farine au levain chef, et la quantité d'eau suffisante pour avoir une consistance ferme : c'est le **levain de première.**

— On laisse reposer le levain de première 8 heures.

— On ajoute encore 8 kg de farine au levain de première, et l'eau nécessaire : on a le **levain de seconde.**

— On laisse reposer le levain de seconde 1 heure.

— Avec 16 kg de levain de seconde on incorpore la farine et l'eau nécessaire pour avoir 54 kg de pâte : c'est le **levain de troisième,** encore appelé **levain de tout point.**

— On laisse reposer le levain de tout point 4 heures.

— On pétrit le levain de tout point additionné du même poids (54 kg) de farine et d'eau : on a ainsi 54 pains de 2 kg que l'on cuit 1 heure à 250°.

*

* *

6. Confection du levain destiné à la fabrication de votre pain, pour la première fois

Il faut mélanger :

— Une tasse de farine complète de type 110, issue de blé de culture biologique.

— Une demi-tasse d'eau pure, de source ou de Volvic vendue en bouteille de verre.

— Une cuillerée à café d'huile d'olive vierge de première pression à froid, d'acidité inférieure à 0,5.

— Une cuillerée à café de miel d'acacia pur et non chauffé.

— Une pincée de gros sel marin non raffiné.

La pâte doit avoir la consistance de la pâte à modeler tiède, et ne pas coller aux doigts.

Placer la pâte dans un récipient en terre en la recouvrant d'un linge de coton.

Laisser reposer 3 jours à une température d'environ 20°.

Votre premier levain est prêt : vous pouvez faire votre premier pain.

7. Fabrication de votre premier pain

Pour 4 personnes, et pour une semaine, mélangez :

— 1,500 kg de farine de type 110, complète, issue de blé de culture biologique.

— 3/4 de litre d'eau pure (source ou Volvic).

— 1 cuillerée à soupe de sel marin non raffiné.

— Votre levain (il a reposé 3 jours, devenant mou, acide et boursouflé).

— Il faut malaxer, mélanger, pétrir lentement ces quatre ingrédients (farine, eau, sel, levain) pendant un bon quart d'heure, en étirant et repliant la pâte dans tous les sens.

— Laisser reposer la pâte 24 heures (en ayant pris soin, au préalable, de prélever une boule de pâte que vous tiendrez de côté et qui formera le levain de votre prochain pain).

— Confectionnez 4 pains que vous enfournez dans un four chaud, après avoir incisé la surface de la pâte.

— Laissez cuire 1/2 heure environ, jusqu'à ce que votre couteau ressorte sans trace de pâte.

— Ne commencez à manger ce pain que plusieurs heures après la cuisson.

8. Deux manières d'accommoder les restes de pain

a) La panade (soupe de pain)

Ingrédients (4 personnes) : 1,5 l d'eau, 300 g de restes de pain complet, 2 jaunes d'œuf, une noix de beurre, 4 pincées de sel.

Préparation : Couper les morceaux de pain en fines tranches et les laisser gonfler 5 minutes dans l'eau salée. Faire chauffer à feu doux 15 minutes en remuant de temps en temps. Sortir du feu. Lier avec les jaunes d'œuf battus. Ajouter le beurre au moment de servir.

b) Le pain perdu

Ingrédients (4 personnes) : 300 g de restes de pain complet, 2 verres de lait, 2 œufs, graisse végétale, miel mille fleurs.

Préparation : Battre les œufs en omelette, et les mélanger au lait bouillant. Couper les morceaux de pain en fines tranches et les tremper dans le mélange. Faire égoutter le pain et faire frire les tranches à la poêle dans de la graisse végétale chaude. Servir nappé de miel mille fleurs.

CHAPITRE VI

Le germe de blé

1. La synergie du produit naturel

Tous les livres de diététique sont dithyrambiques au sujet du germe de blé tour à tour qualifié *« d'aliment miracle », « d'aliment irremplaçable », « d'aliment merveilleux »*... Aussi, dans un livre sur les céréales, nous devions faire une place particulièrement importante à ce produit tant loué par les diététiciens. Mais nous avons d'abord cherché à percer le mystère qui semble auréoler le germe de blé d'un halo ténu et troublant.

La germination du blé, préconisée dès le début du siècle par le docteur Carton, semble libérer l'énergie vitale qui se trouvait dans le grain à l'état latent. Tout se passe comme si le processus de germination sublimait l'action des éléments constituant le germe. C'est *« l'autre dimension du vivant »,* qui témoigne de la richesse et de l'intérêt du produit naturel par rapport aux principes actifs que l'on peut isoler puis synthétiser en laboratoire. La grande erreur de la chimiothérapie consiste à oublier les lois de la nature, l'ordonnance complexe mais nécessaire des produits naturels, pour soustraire certains corps utiles de leur environnement biologique. **Car il y a plus dans la somme biologique d'un corps vivant que dans la simple addition des éléments qui le constituent.** En biologie 2 + 2 ne font jamais 4, mais toujours un peu plus de 4, et c'est à ce niveau que des phénomènes, échappant parfois à l'investigation humaine, créent une **synergie** particulière, riche d'un pouvoir supplémentaire.

L'extraordinaire valeur biologique du germe de blé ne s'explique pas seulement par l'addition des propriétés des éléments qui le constituent mais par l'inter-action entre ces éléments, par l'harmonie qui préside à leur somme, par la symbiose de leurs pouvoirs propres. Même si elle échappe à notre entendement, nous devons reconnaître cette synergie qui caractérise la germination du blé. Pendant cette germination, en effet, interviennent des enzymes, des ferments, des diastases, des catalyseurs dont l'action facilite l'assimilation par l'organisme des principaux éléments du germe : **sels minéraux** (calcium, potassium, magnésium, sodium, phosphore, fer et soufre), **oligo-éléments** (manganèse, nickel, cuivre, brome, aluminium, zinc et iode), **vitamines** (A, B1, B2, B3 (PP), B5, B6, C, D et E), **protéines** (acides aminés essentiels : arginine, cystine, histidine, isoleucine, leucine, lysine, méthionine, phénylalaline, thréonine, tryptophane et valine) et **lipides** (acides gras polyinsaturés : oléique, palmitoléique, linoléique, linolénique et saturés : stéarique et palmitique). Parmi ces diastases, on a pu dénombrer : l'amylase, la gluténase, la cytase, la péroxydase, la carboxylase et la lipase.

Nous voyons, à l'énoncé des constituants du germe de blé, sa richesse tout à fait exceptionnelle. C'est un produit réellement original, sur le plan diététique, d'autant plus que le processus de germination enrichit la teneur du germe en éléments essentiels, comme le montre le tableau comparatif indiquant le pourcentage des principaux sels minéraux et des vitamines entrant dans la composition du germe par rapport aux pourcentages des mêmes éléments dans le pain blanc et le pain complet, produits de référence que nous avons choisis pour leur parenté avec le germe.

L'examen du tableau ci-contre laisse rêveur quant aux conséquences de la germination.

2. Les propriétés du germe de blé

A travers l'énoncé rapide des propriétés de chacun de ses constituants, nous pourrons mieux cerner l'étonnant champ d'action thérapeutique du germe de blé.

Sels minéraux en mg (1)	Pain blanc	Pain complet	Germe de blé
Calcium	20	40	90
Magnésium	10	130	400
Phosphore	90	390	1100
Potassium	100	290	800
Vitamines en mg (1)			
A	0	0	0,4
B1	0,07	0,60	1
B2	0,05	0,10	2,5
B3 (PP)	0,7	4	5
B5	0,4	0,8	2,1
B6	0,2	0,9	3
C	0	0	1
D	0	0	0,07
E	0,2	3	27

a) Les sels minéraux

Le calcium : La presque totalité du calcium (1,5 kg pour un homme adulte) est concentrée dans le squelette : c'est le minéral de l'ossification, responsable des os solides et des dents saines. Sans calcium en quantité suffisante, les os sont mous, fragiles, vulnérables aux fractures. L'intérêt du calcium est particulièrement évident pour les enfants dont la croissance est exigeante, pour les femmes enceintes qui ont besoin du double de calcium pour assurer une bonne ossification à l'enfant qu'elles portent, et aux personnes âgées qui doivent compenser une perte sensible de calcium. Dans ces trois cas une alimentation mieux adaptée est nécessaire.

Le calcium est également présent dans le sang où il joue un rôle absolument fondamental dans le processus de coagulation.

Le calcium exerce une action régulatrice dans le fonctionnement des nerfs et des muscles, et en particulier du cœur.

L'assimilation du calcium suppose la présence de phosphore, de magnésium et de vitamine D.

1. Les quantités de sels minéraux et de vitamines indiquées dans ce tableau (en milligrammes) sont données pour 100 grammes de produit (pain blanc, pain complet ou germe de blé).

Le phosphore : Il est toujours associé au calcium, les métabolismes de l'un et de l'autre étant intimement liés. Comme le calcium, il participe donc à l'ossification. De plus, il contribue à la formation et à la régénération du cerveau, des nerfs et de tous les organes en général. Il est conseillé en cas d'asthénie physique et intellectuelle, de fatigue, de déminéralisation.

Le sodium : C'est l'élément de base du liquide intercellulaire, liquide dans lequel baignent toutes les cellules du corps humain. Il participe donc à toutes les fonctions de l'organisme, et nous en avons d'autant plus besoin que nous en éliminons, par la transpiration ou les urines, lorsqu'il fait chaud ou que nous faisons un effort important.

Le potassium : A l'inverse du sodium, il est contenu dans le liquide intracellulaire, et sa présence est indispensable aux subtils échanges qui s'effectuent au niveau de chaque cellule de notre corps. Un bon rapport sodium/potassium est une condition première pour être en bonne santé.

Le potassium est un stimulant musculaire, et en particulier un tonicardiaque.

Le magnésium : Il est l'objet d'innombrables recherches actuellement car on s'interroge sur la relation qui semble exister entre le développement des maladies cancéreuses et l'appauvrissement croissant de notre alimentation en magnésium (à cause du raffinage excessif des aliments). Nous sommes tous, selon notre type d'alimentation, plus ou moins carencés en magnésium. Or ce minéral, dont on ne connaît pas exactement le processus d'assimilation par l'organisme, participe au métabolisme du calcium et du phosphore.

Le magnésium renforce les défenses naturelles de l'organisme contre l'infection, les microbes, les virus et, semble-t-il, contre le cancer. Préventif de la sénescence, il retarde le vieillissement de l'organisme.

Le fer : C'est le principal constituant de l'hémoglobine du sang grâce auquel celle-ci peut remplir sa fonction de fixation et de transport de l'oxygène à travers le corps. Si la teneur en fer de l'hémoglobine est insuffisante, l'anémie survient, et les tissus sont mal oxygénés : une intoxication générale de l'organisme se développe alors.

Le soufre : Il a une action bénéfique au niveau des tissus, en particulier la peau et les artères qu'il assouplit, luttant contre un vieillissement prématuré. D'autre part, il permet au foie de filtrer les toxines de l'organisme. Enfin il est bénéfique aux rhumatisants, aux personnes souffrant d'arthrite, d'arthrose et de goutte.

Tous ces sels minéraux, qui contribuent au fonctionnement harmonieux du corps humain, sont présents dans le germe de blé, dans des proportions compatibles avec les exigences de l'organisme. Leur interaction, leur complémentarité dans le cadre de certains métabolismes complexes au niveau des cellules, nous font mieux comprendre la supériorité du produit naturel — dans sa riche totalité — par rapport aux éléments extraits du contexte vivant qui permet leur assimilation. Mais si ces sels minéraux sont connus depuis longtemps, se trouvant en quantités importantes dans le corps, on dénombre aujourd'hui d'autres minéraux, présents en quantité infinitésimale, à l'état de traces seulement : les oligo-éléments (étymologiquement *éléments-traces*). On se penche avec une attention particulière sur ces minéraux car tout indique que leur action — inversement proportionnelle à leur importance quantitative — régularise les fonctions cellulaires, organiques, endocriniennes et nerveuses. Chacun de ces éléments, même présent à l'état de traces infimes, joue un rôle précis, souvent comme catalyseur d'un autre corps.

b) Les oligo-éléments

Le manganèse : Il régularise le système glandulaire, favorise le fonctionnement du foie et des reins et permet l'assimilation des vitamines du complexe B. De plus, on lui connaît une action dans les cas d'allergie : asthme, urticaire, eczéma...

Le nickel : Stimulant les fonctions pancréatiques, le nickel est indiqué aux diabétiques. On pense également qu'il freinerait la prolifération des cellules cancéreuses.

Le cuivre : En facilitant la fixation du fer, il participe à la constitution de l'hémoglobine du sang. Il agit également dans le processus de coagulation de celui-ci.

On lui connaît de réelles propriétés anti-infectieuses et anti-virales.

En cas de grippe, l'organisme mobilise ses réserves en cuivre pour lutter contre l'agression des microbes.

Enfin, le cuivre s'oppose à la dégénérescence des tissus.

Le brome : Il est un puissant sédatif du système nerveux particulièrement indiqué aux insomniaques.

L'aluminium : A l'état de traces dans l'organisme, l'aluminium est un calmant précieux pour l'équilibre des personnes trop nerveuses.

Le zinc : Il est un stimulant de l'hypophyse et des glandes sexuelles. Par son action sur le pancréas, il favorise la sécrétion d'insuline, ce qui le rend indispensable aux diabétiques.

L'iode : La grande importance de l'iode s'explique par son rôle dans le bon fonctionnement de la thyroïde. Une carence en iode entraîne de nombreuses perturbations dans l'organisme.

L'iode agit contre l'hypertension, l'obésité et les rhumatismes. C'est un minéral précieux pour la croissance des enfants et contre les troubles du vieillissement.

Comme pour les sels minéraux, il y a souvent une interdépendance entre les oligo-éléments, dont les actions sont complémentaires au niveau de certains métabolismes subtils qu'ils favorisent. Les oligo-éléments existant dans le germe de blé voient leur action intensifiée par la synergie de leur environnement naturel.

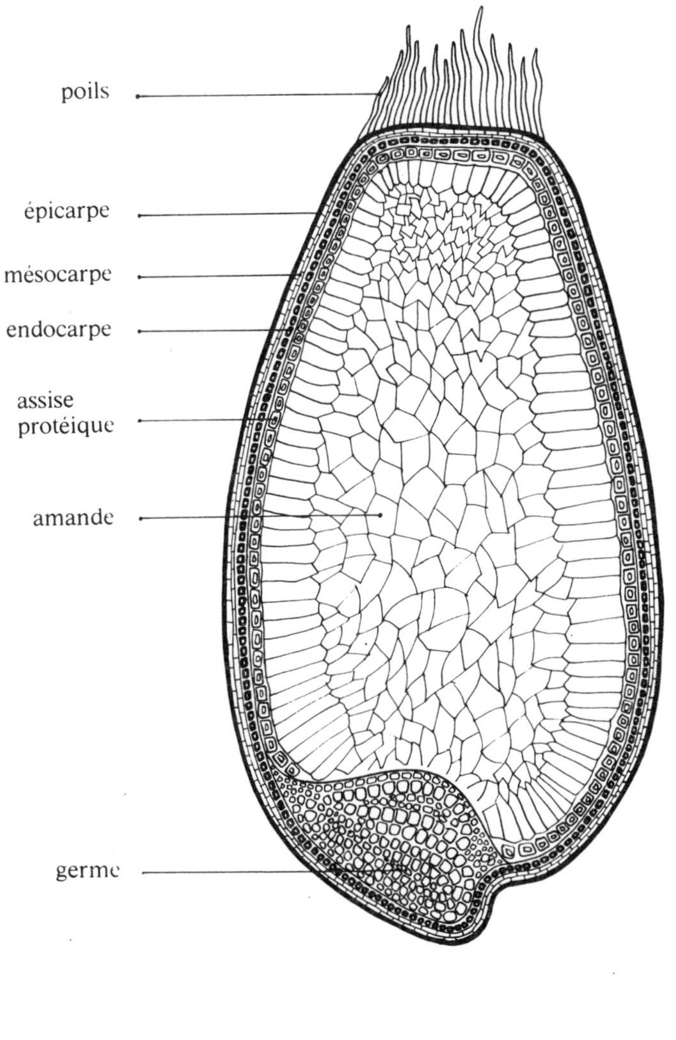
poils
épicarpe
mésocarpe
endocarpe
assise protéique
amande
germe

c) Les vitamines

La vitamine A : C'est la vitamine anti-infectieuse, qui renforce les défenses naturelles de l'organisme contre les agressions des microbes.

Par son action régénératrice sur l'épithélium de la peau, elle conserve celle-ci souple et jeune. Elle facilite la cicatrisation des plaies. Elle améliore la vision nocturne.

C'est la vitamine de croissance par excellence, indispensable aux enfants.

La vitamine B1 : Elle favorise l'assimilation et le métabolisme des glucides au niveau de chaque cellule : son action est donc fondamentale pour tout l'organisme. C'est la vitamine antinévritique : elle évite l'inflammation du système nerveux, et les troubles graves qui en découlent.

L'avitaminose B1 entraîne le béribéri. Le béribéri est une maladie très redoutable caractéristique de la carence en vitamine provoquée par le raffinage des céréales (en l'occurrence dans ce cas précis, le polissage du riz). Aussi devons-nous nous attarder, dans le cadre de notre étude sur les céréales, sur cette expression de l'erreur alimentaire qui consiste à privilégier les céréales blanches au détriment des céréales complètes.

Le béribéri est une maladie « historique » dans la mesure où son étude, au début du XXe siècle, permit de découvrir les vitamines. Ses effets sont dramatiques : polynévrite, troubles cardio-vasculaires, œdèmes, paralysie, asphyxie entraînant la mort.

Le béribéri affectait toute l'Asie du Sud-Est au début du siècle, ainsi qu'une partie de l'Amérique latine et de l'Afrique. On mit longtemps à prendre conscience que sa propagation était directement liée à l'abandon des céréales complètes et à la consommation de riz raffiné, poli, blanchi, dénaturé.

Ce n'est qu'à la suite de bien des recherches — en observant que les populations qui mangeaient du riz complet ignoraient la maladie — que l'on saisit cette relation entre le raffinage du riz et le béribéri. Ces études orientèrent l'investigation des biologistes vers la composition des couches périphériques du grain, et elles aboutirent à la découverte du professeur Funk, qui isola la vitamine B1 et inventa le nom de *vitamine*. Cet événement justifie à lui seul l'abandon total et définitif des céréales raffinées et le choix désormais nécessaire et exclusif des céréales complètes.

Sans aller jusqu'à être atteintes de béribéri, les personnes modérément carencées en vitamine B1 sont neurasthéniques, dépressives, faibles. Elles ont des vertiges et manquent d'appétit.

La vitamine B2 : Elle intervient au niveau des cellules dans le métabolisme des sucres, des acides aminés et des lipides. Elle favorise la vision crépusculaire et contribue à la santé de la peau. Elle stimule la sécrétion d'insuline.

Sa carence entraîne une baisse de l'acuité visuelle, la conjonctivite, des lésions de la peau qui se fissure et se dessèche.

La vitamine B3 ou vitamine PP *(Pellagra preventive)* : La vitamine B3 maintient la peau en parfaite santé, équilibre le système nerveux et conserve leur souplesse aux vaisseaux sanguins.

Elle intervient aussi dans l'assimilation des sucres au niveau de chaque cellule du corps.

L'avitaminose B3 entraîne la pellagre, maladie endémique dans les pays où le maïs et le millet sont la base de l'alimentation (ces deux céréales ne contiennent pas de vitamine B3, à l'inverse des autres). La pellagre se caractérise par des troubles digestifs et nerveux graves.

La vitamine B5 : Cette vitamine est la véritable plaque tournante des échanges biologiques qui s'effectuent au niveau des tissus, des organes et des cellules. Elle permet la bonne utilisation des aliments et la production d'énergie. Elle agit sur le système nerveux et sur l'appareil digestif.

La carence en vitamine B5 entraîne fatigue, insomnie et troubles digestifs.

La vitamine B6 : La vitamine B6 permet le métabolisme des acides aminés : une augmentation de protéines dans l'alimentation doit donc s'accompagner d'un enrichissement du régime en vitamine B6.

Elle intervient dans la formation des globules blancs. Elle

contribue à la santé de la peau : d'ailleurs l'avitaminose B6 se traduit par des affections cutanées, de l'eczéma autour de la bouche et des yeux.

La vitamine C : Elle défend l'organisme contre toutes sortes d'affections microbiennes, dont le rhume et la grippe. En effet, elle stimule la formation d'anticorps. Elle permet l'assimilation des sucres et la formation du glycogène musculaire. Elle évite les hémorragies. Elle protège le corps contre le « stress » de la vie moderne.

Sa carence entraîne le scorbut, qui se caractérise par de graves lésions des vaisseaux, de l'estomac et de l'intestin.

La vitamine D : Son rôle est absolument fondamental : elle permet l'assimilation du calcium en lui facilitant le passage dans le sang à travers la paroi de l'intestin. C'est la vitamine D qui rend donc possible la fixation du calcium. Sa carence entraîne décalcification et rachitisme.

La vitamine E : Elle stimule les glandes sexuelles, favorise les fonctions génitales et la fertilité. Elle agit sur l'hypophyse et régularise certaines activités nerveuses.

Sa carence entraîne des troubles des organes reproducteurs, en particulier l'impuissance.

A l'énoncé des propriétés multiples et remarquables des nombreux éléments qui constituent le germe de blé, on peut avoir la tentation de considérer celui-ci comme une panacée capable de guérir toutes les maladies. Sans aller jusque-là nous devons insister sur un point :

Le germe de blé est le produit alimentaire naturel le plus riche en : magnésium, phosphore, vitamines du groupe B, vitamine E.

Aussi, nous conseillons la consommation régulière de germe de blé dans les cas suivants : allaitement, anémie, croissance, décalcification, déminéralisation, fatigue, frigidité, grossesse, impuissance, lymphatisme, rachitisme, scorbut, sénescence, tuberculose.

De plus, à titre préventif, étant donné la richesse du germe de blé en magnésium, nous recommandons d'en consommer régulièrement pour éviter une carence que l'on a de bonnes raisons, aujourd'hui, d'associer au développement du cancer.

On trouve du germe de blé, et des produits contenant du germe de blé (biscottes, biscuits, petits déjeuners...) dans tous les magasins de produits naturels et diététiques.

Enfin, nous ne pouvons clore ce chapitre sans vous donner la recette pour faire germer vous-même le blé.

3. Pour faire germer le blé

Dans la mesure du possible, vous avez intérêt à acheter dans ces magasins du *blé à germer* et à consommer non pas le seul germe de blé mais le *blé germé,* en faisant germer le blé chez vous : en effet, pour les raisons que nous venons de développer, il existe une synergie du produit naturel dans sa mystérieuse totalité, et cette synergie propre au fruit de la germination du blé doit nous inciter à consommer le blé germé plutôt que le seul germe.

Il est très simple de faire germer le blé :

> Le cycle de germination du blé dure trois jours. Il faut acheter du blé à germer biologique dans un magasin de produits naturels et diététiques.
>
> — Le premier jour, on lave le blé à germer à l'eau froide et on le place dans une assiette large et creuse (ou dans un plat), en le recouvrant d'eau aussi pure que possible (nous vous recommandons l'eau de Volvic en bouteille de verre).
>
> — Le deuxième jour, on lave le blé et on le remet dans l'assiette, mais simplement en le laissant humide, sans le recouvrir d'eau cette fois.
>
> — Le troisième jour un point blanc apparaît : c'est le germe. Le blé germé est alors prêt à être consommé.

Nous vous conseillons de manger 2 cuillerées à soupe de blé germé frais, au repas de midi, en le mastiquant soigneusement, par cure de trois semaines (2 cuillerées à café pour les enfants).

CHAPITRE VII

Propriétés diététiques et thérapeutiques du son

« Le monde a une conduite peu raisonnable : Les servantes jettent le son aux porcs alors qu'il renferme plus de substances saines et nutritives que la farine. »
Sébastien KNEIPP (1886)

« La consommation régulière de céréales granulées riches en son est le meilleur remède contre la constipation. »
Joseph FAVRICHON (1903)

1. La redécouverte du son

Sébastien Kneipp, au XIXe siècle, et Joseph Favrichon, dès le début du XXe, mirent en évidence les remarquables propriétés diététiques et thérapeutiques du son : les citations que nous avons choisies, en exergue à ce chapitre, illustrent cet intérêt pour un produit qui va ensuite, pendant plus de cinquante ans, tomber dans l'oubli, discrédité par les nutritionnistes, méprisé par les médecins. C'est l'époque de la *« traversée du désert »*. Il n'y a plus de place pour le son dans une société de consommation contemporaine marquée par une élévation du niveau de vie qui bouleverse totalement les habitudes alimentaires désormais davantage diversifiées. Les industriels, devenus maîtres du marché, préoccupés par les seules notions de rendement et de rentabilité, se mettent à raffiner, raffiner, raffiner... Alors tout devient blanc : la farine, le pain, le sucre, le sel... Et tout le monde est content, jusqu'aux plus sérieux des diététiciens. Le Professeur Trémolières n'écrit-il pas : *« Le son est un agent de désassimilation car il accélère le transit intestinal, ce qui limite la durée d'action des sucs digestifs. »*

Pourquoi s'encombrer du son puisque non seulement il ne sert à rien (n'étant pas dégradé par les sucs digestifs, il est inassimilable par l'organisme) mais qu'en plus il accélère sensiblement la progression du bol alimentaire et fécal, réduisant le temps pendant lequel peuvent agir les enzymes digestifs.

Pendant ce temps, tenaces et pernicieuses, certaines maladies se propagent telles des flèches transperçant un monde dubitatif et inquiet : cancer, diabète, maladies cardio-vasculaires, carie dentaire, rhumatisme articulaire, constipation, obésité... Et l'on choisit un bouc émissaire particulièrement présent au cœur de notre civilisation irrespectueuse de l'ordre écologique : la pollution.

Puis, brutalement, depuis trois ans, les attitudes changent, les jugements varient : telles les idoles, le son, après avoir été « brûlé » pendant cinquante ans, est à nouveau adoré par les grands prêtres de la médecine et de la diététique. Depuis les entretiens de Bichat de 1974, les gastro-entérologues, dans un premier temps, puis les médecins généralistes, aujourd'hui, ne jurent plus que par le son.

Il faut se frotter les yeux pour le croire : dans les magasins de produits naturels et diététiques c'est un défilé permanent de personnes qui entrent acheter un paquet de son, des biscottes au son, des biscuits au son... A un point tel que la société Favrichon, qui avait abandonné la fabrication de ses céréales granulées au son depuis très longtemps, a dû remettre sur le marché son produit, le Granosson, qui eut son heure de gloire au début du siècle (il était exporté dans le monde entier) avant de connaître une longue éclipse.

Le son est maintenant présent partout. On ne parle que de lui dans les revues scientifiques. La publicité s'en empare, ce qui est incontestablement le symbole du succès à notre époque. Cet engouement a de quoi surprendre même les personnes les plus incrédules.

Nous ne pouvions traiter des céréales sans faire une large place au son, afin que vous puissiez juger objectivement de ses réelles propriétés dans le domaine de la pathologie gastro-intestinale, et en particulier celle de la constipation. Nous traiterons également des relations entre le son et la maladie qui est l'objet des investigations scientifiques les plus nombreuses, à notre époque : le cancer. En l'occurrence, dans le cadre de notre étude, le cancer du côlon.

2. Qu'est-ce que le son ?

Le son est l'enveloppe externe du grain des céréales, appelée *péricarpe,* formée de 3 membranes successives : l'*épicarpe,* le *mésocarpe* et l'*endocarpe.* Ecrasé par la mouture de l'ensemble du grain, on peut le séparer, par blutage, des autres produits de la mouture (assise protéique, germe et amande).

De couleur brune, doux au toucher (malgré les apparences), il est composé de deux *fibres végétales :* la *cellulose* et l'*hémicellulose.* Ces fibres sont des glucides complexes appelés poly-saccharides, glucides dotés d'une propriété remarquable : **Ils ne sont dégradés par aucun suc digestif humain,** à l'inverse de tous les autres hydrates de carbone qui se transforment en sucres plus simples assimilables sous l'attaque des enzymes digestifs. En effet, l'homme ne secrète pas la seule diastase capable de « digérer » ces fibres végétales : la cellulase. Seuls les ruminants, qui possèdent cette diastase, sont capables d'assimiler le son.

C'est précisément parce que l'homme est incapable de le digérer que le son a des propriétés diététiques et thérapeutiques exceptionnelles. Cela peut sembler paradoxal, à première vue, mais l'ensemble de ce chapitre élucide à chaque page cette apparente contradiction.

Le son, non dégradé par la digestion, est un *aliment de lest* précieux : **il augmente le volume du bol alimentaire et fécal**, et nous verrons combien cette propriété est utile au fonctionnement harmonieux du tube digestif. De plus, étant doué d'un pouvoir hygroscopique (pouvoir d'absorber l'eau) considérable, il augmente lui-même de volume dans des proportions importantes au cours de son transit dans le tube digestif. Il se gonfle d'eau comme du coton (1).

Le son se gorge d'eau jusqu'à en absorber 20 fois son volume ! C'est énorme, et cela lui permet de véhiculer les aliments dans la première partie du tube digestif, et les produits de leur dégradation ensuite, dans l'intestin. Cette propriété nous conduit à réfuter impérativement l'éventualité d'une alimentation sous forme de pilules : comment ces aliments concentrés progresseraient-ils dans le tube digestif ?

Nous verrons dans la partie consacrée à la constipation que cette qualité de vecteur du transit constitue un véritable bienfait pour notre santé. C'est en effet dans la pathologie de la constipation que le son trouve son emploi le plus judicieux.

3. La constipation, maladie caractéristique de notre civilisation

a) En France, en 1978, une femme sur deux est constipée, et un homme sur cinq

C'est dire l'importance de cette maladie responsable de nombreux troubles !

— Les constipés ont de gros problèmes digestifs et souffrent de ballonnements, de flatulence. Ils ont la langue chargée et mauvaise haleine.

1. C'est à dessein que nous avons choisi cet exemple car le coton est également une fibre végétale cellulosique.

— Leurs réveils sont « difficiles ».
— Ils sont perpétuellement fatigués.
— Les constipés sont dépressifs, asthéniques.
— Ils dorment mal, d'un sommeil agité.
— Ils souffrent de migraines fréquentes.
— Ils ont des maladies de peau : acné, eczéma...
— Ils sont frileux.
— Ils ont fréquemment des rhumatismes articulaires.
— Ils sont tristes.

Notre « tableau » est loin d'être complet : ne dit-on pas que la moitié des maladies chroniques découlent de la constipation !!! En effet, la constipation entraîne une AUTO-INTOXICATION à cause de la perméabilité de la muqueuse intestinale aux milliards de substances toxiques qui prolifèrent de façon désordonnée dans l'intestin en bouleversant l'activité des colibacilles. La muqueuse intestinale ne peut pas faire obstacle à l'invasion de l'organisme par ces microbes et lorsque les reins et le foie — qui forment le deuxième barrage contre l'invasion toxémique — sont eux-mêmes débordés, le corps tout entier est envahi par ces poisons meurtriers véhiculés par le sang.

Or, il est évident que les risques sont multipliés quand les matières fécales restent longtemps dans le côlon, chez les constipés : les substances toxiques prolifèrent à qui mieux mieux, et l'organisme est intoxiqué en permanence. Les constipés s'empoisonnent « à petit feu ».

b) Quelles sont les causes de la constipation ?

— Le facteur prédisposant numéro un semble être la sédentarité, qui va de pair avec l'urbanisation et l'élévation du niveau de vie : les gens ne font pas assez d'exercice, ne marchent plus suffisamment, et prennent de mauvaises habitudes dont ils ont bien du mal, ensuite, à se passer, en particulier ce détestable réflexe qui les pousse à prendre leur automobile pour le moindre déplacement, fût-il dans le même quartier.

— Le stress de la vie contemporaine n'arrange pas les choses : les gens sont perpétuellement pressés, excités, surmenés, ce qui les conduit à de biens mauvaises pratiques alimentaires : ils mangent n'importe où, n'importe quoi, n'importe comment, à toute vitesse, sans mâcher les aliments, dans le bruit, en regardant la télévision ou en lisant...

— Dans le tourbillon qui les entraîne, ils prennent l'habitude de résister aux appels réflexes du système anal pour remettre toujours à plus tard...

— Enfin, l'alimentation de plus en plus riche en sucres, en graisses et en viande semble être d'une extrême importance pour le développement de la constipation. Une charcuterie en entrée, du bifteck et des frites ensuite, et une glace industrielle abondamment recouverte de crème chantilly pour terminer, le tout accompagné de pain blanc... Ce menu ne vous dit rien ? C'est pourtant le menu-type de bien des Français contemporains. Or, dans un tel repas, on ne dénombre pas beaucoup de fibres végétales ! Ne nous étonnons pas si la constipation progresse tous les jours.

c) La constipation est bien la maladie caractéristique de notre civilisation

Les docteurs Burkitt et Trowell ont travaillé ensemble pendant vingt ans en Ouganda et ils en arrivent à la conclusion suivante : *« Le manque de matières cellulosiques dans la ration quotidienne des populations des pays industrialisés aboutit à une cascade de maladies, dont la constipation, qui épargne pratiquement les habitants des pays en voie de développement. »*

Les observations de ces médecins anglais ont porté sur la comparaison des régimes alimentaires des Anglais et des Noirs ougandais. Dans le premier cas, une alimentation pauvre en fibres végétales ; dans le second une alimentation riche en fibres : céréales complètes, légumes verts... Les comparaisons de durée du transit intestinal moyen chez les uns et chez les autres nous donnent une indication précieuse : 24 heures pour les Ougandais (temps moyen entre l'évacuation des selles) et 72 pour les Anglais ! Ainsi donc est vérifiée la preuve du rôle prépondérant du son et des autres fibres végétales (celles des légumes verts) dans le processus d'accélération du transit intestinal.

Bien sûr, les constipés se porteront mieux de faire de l'exercice, de marcher, de se relaxer. Mais ils ne doivent pas méconnaître la tendance actuelle de la diététique qui nous incite à réintroduire dans notre alimentation un aliment essentiel : le son.

4. Le système digestif et son fonctionnement

« Après avoir longtemps déconsidéré les parties non digestibles de notre nourriture, nous découvrons maintenant que plusieurs maladies modernes sont provoquées par l'insuffisance de leur consommation. »

Docteur Denis BURKITT (1977)

Le tube digestif de l'homme — de la bouche à l'anus — a une structure adaptée à ses fonctions : chacune de ses parties possède des propriétés anatomiques et physiologiques propres au rôle qui lui est dévolu. Une meilleure compréhension des développements qui vont suivre quant au rapport de la richesse en son de l'alimentation et de la pathologie gastro-intestinale nécessite le rappel succinct de quelques notions élémentaires sur le fonctionnement du tube digestif.

Dans la **bouche,** les aliments sont broyés et imprégnés de salive, transformation première mais fondamentale car une bonne mastication, une bonne imprégnation de salive, accroît la digestibilité des aliments. C'est d'autre part au niveau de l'imprégnation salivaire qu'agit le premier enzyme digestif, une amylase appelée *ptyaline,* qui entreprend la dégradation des sucres complexes comme l'amidon.

Le **bol alimentaire** issu de cette première fonction digestive franchit le pharynx et pénètre dans l'œsophage où des contractions musculaires le font progresser, sur les quelque vingt à trente centimètres de son trajet. Le passage du bol alimentaire dans la partie supérieure de l'estomac est régularisé par les mouvements du sphincter, muscle circulaire qui commande l'entrée de l'estomac.

Dans l'**estomac,** des contractions permettent de brasser et d'homogénéiser le bol alimentaire, en même temps qu'agissent les sécrétions gastriques :

— Le *mucus,* qui recouvre la paroi interne de l'estomac d'un film protecteur qui le préserve de la corrosion.

— L'*acide chlorhydrique,* qui acidifie le bol alimentaire, ce qui permet une dissociation moléculaire des protéines.

— Le *suc gastrique,* qui comprend trois diastases : le *pepsinogène,* transformé en pepsine par l'acide chlorhydrique, et qui entraîne une première dégradation des protéines ; la *lipase gastrique,* responsable d'une transformation élémentaire des graisses ; la *présure,* qui permet la coagulation du lait.

Le bol alimentaire, malaxé par l'estomac et imprégné de sucs gastriques, pénètre alors dans l'intestin, sous le nom de *chyme.* L'invasion de l'intestin par le chyme est commandée par un autre sphincter, le pylore, qui adapte ses contractions aux besoins de l'intestin, évacuant ainsi progressivement son contenu.

A la sortie de l'estomac, le chyme alimentaire pénètre dans le **duodénum** où émergent le canal cholédoque, en provenance du foie, et le canal de Wirsung, en provenance du pancréas. Et dans le duodénum le chyme alimentaire est imprégné des sécrétions qui s'échappent de ces canaux : la bile sécrétée par le foie et le suc pancréatique par le pancréas.

— La **bile** est colorée en jaune par des pigments sans action digestive provenant de la dégradation des vieux globules rouges. Elle ne contient pas de diastases digestives mais elle contribue à l'action de celles du suc pancréatique. Elle est constituée principalement par les sels biliaires qui ont un rôle très important dans la digestion : les sels biliaires neutralisent l'acidité du chyme alimentaire, émulsionnent les lipides en minuscules particules qui seront plus facilement attaquées par les diastases pancréatiques, et surtout, pour le sujet qui nous préoccupe, ils accélèrent les mouvements péristaltiques de l'intestin et contribuent à assainir la flore intestinale en ayant une véritable action antiseptique (les hépatiques, dont la sécrétion biliaire est insuffisante, sont généralement constipés et leurs selles ont une odeur nauséabonde).

— Le **suc pancréatique,** à l'inverse de la bile, contient trois diastases digestives : l'*amylase pancréatique,* qui continue la dégradation des glucides entreprise par la ptyaline salivaire ; la *lipase pancréatique,* qui achève de réduire les molécules de graisses pour permettre leur absorption ultérieure par la muqueuse intestinale ; le *trypsinogène,* qui active le processus de digestion protéique.

A la sortie du duodénum, la dégradation enzymatique des particules alimentaires est presque totalement achevée. Le chyme entre alors dans l'intestin grêle.

— L'**intestin grêle** a une longueur d'environ sept mètres, mais la surface de contact entre sa muqueuse et le chyme alimentaire est infiniment plus importante, car cette muqueuse est formée de plissements innombrables, les villosités intestinales. C'est au niveau de l'intestin grêle que la plupart des produits issus de la dégradation digestive des aliments sont absorbés par l'organisme, grâce aux minuscules vaisseaux sanguins qui tapissent les villosités intestinales. Cette absorption est précédée d'ultimes attaques enzymatiques sous l'action des diastases propres à l'intestin grêle. Absorbées par la muqueuse intestinale, les molécules résultant de la digestion sont captées par les vaisseaux sanguins qui permettront leur assimilation définitive par l'organisme, mais ceci est un autre problème.

— L'intestin grêle se termine par un renflement appelé **caecum,** où émerge l'appendice. Le bol alimentaire, devenu chyme dans l'estomac, change une nouvelle fois de nom et devient bol fécal, à cet endroit, avant de pénétrer dans le gros intestin.

— Le gros intestin, long d'environ 1,50 mètre, est le plus souvent appelé **côlon.** Il comprend trois parties. Une partie montante, à la sortie du caecum, le côlon ascendant. Celui-ci se coude au voisinage du foie pour traverser l'abdomen de droite à gauche : c'est le côlon transverse. Après un deuxième coude, il redescend jusqu'au rectum, devenant le côlon descendant. C'est dans le rectum, long d'une quinzaine de centimètres, que s'accumulent les matières fécales avant leur expulsion à travers le troisième sphincter du tube digestif : l'anus.

Les seules « opérations » digestives qui se déroulent dans le côlon sont l'absorption d'eau et de certains sels minéraux (calcium...) par la muqueuse intestinale.

La progression du bol fécal dans le côlon se fait à une vitesse proportionnelle à la quantité de déchets provenant de la digestion du bol alimentaire : ces déchets représentent la partie non digestible des aliments, constituée par les fibres végétales, et en particulier le son. Plus le volume de ces déchets est important (en fonction, par conséquent, de la richesse de l'alimentation en fibres) et plus le transit du bol fécal est rapide. Un bol fécal de faible volume progresse lentement dans le côlon : c'est la constipation. Au contraire, un bol fécal de volume important, riche en cellulose imbibée d'eau, transite rapidement dans le côlon. Nous allons voir pourquoi :

Le bol fécal progresse dans le côlon grâce à la *segmentation* de celui-ci. Ce processus de segmentation est simple. Le côlon est entouré de muscles circulaires qui agissent en le contractant pour faire avancer le bol fécal. Ces contractions se font de proche en proche de la façon suivante : lorsque deux anneaux musculaires consécutifs pressent le côlon ils finissent pas isoler la partie qui les sépare, formant une poche qui emprisonne une certaine quantité de matière fécale. En intensifiant encore leur contraction, les muscles font augmenter la pression à l'intérieur de cette poche jusqu'à ce que celui qui se trouve en aval de la poche se dilate, sous l'effet de cette pression. Les matières fécales progressent alors sur quelques centimètres, puis une nouvelle poche se forme sous la pression de deux nouveaux muscles circulaires... et ainsi de suite. Ce transit du bol fécal ressemble étrangement aux reptations d'une chenille. Et sa vitesse de propagation dans le côlon dépend principalement de son volume : en effet, lorsque la matière fécale est importante, les anneaux musculaires constricteurs de la paroi du côlon peuvent exercer leur pression facilement et régulièrement. A l'inverse, s'il y a peu de matières fécales, l'action des muscles est ralentie car ils interviennent avec une intensité forcément bien moindre. Et le bol fécal transite avec paresse : c'est la constipation.

5. Son et constipation

a) Le son dans les régimes alimentaires

Nous avons vu précédemment — parce qu'il n'est pas dégradé pendant la digestion et qu'il se retrouve intact dans les matières fécales — que le son accroît très sensiblement le volume du bol fécal, en particulier grâce à sa propriété étonnante de se gorger d'eau, ce qui le fait gonfler ; il peut augmenter de volume jusqu'à atteindre 20 fois son volume initial. Ainsi, non seulement les matières fécales riches en son ont un volume plus considérable, mais elles sont également beaucoup moins dures que celles qui résultent d'une alimentation pauvre en son. Or, et c'est facile à comprendre, les matières fécales avancent beaucoup plus vite dans le côlon lorsqu'elles sont molles car les muscles circulaires responsables de leur progression ont un travail grandement facilité.

Au total, **un régime alimentaire pauvre en son** (et plus généralement en fibres végétales) **produit un bol fécal maigre et sec** sur lequel les contractions intestinales provoquant la segmentation nécessaire à leur transit sont freinées. **Un régime alimentaire riche en son** et autres fibres végétales **produit un bol fécal volumineux et mou** qui facilite la segmentation et permet à son transit d'être considérablement plus rapide.

L'introduction de son dans le régime alimentaire du constipé est donc la chose la plus salutaire qui soit.

b) L'évacuation des selles

Le rectum met d'autant plus longtemps à se remplir que les matières terminant leur cheminement intestinal sont peu volumineuses. Le besoin d'aller à la selle n'est alors qu'épisodique, très irrégulier, peu fréquent et peu impératif. Certains constipés vont à la selle une fois par semaine !!! Ils s'intoxiquent complètement, et leur santé en est gravement affectée.

Au contraire, dans le cas d'une alimentation riche en son, le rectum se remplit très vite, et *« l'appel de la nature »* est régulier, fréquent et impératif. L'expulsion des selles, par dilatation du sphincter anal, se fait normalement, à l'inverse de l'expulsion des selles d'un constipé qui nécessite bien des efforts provoquant souvent des hémorroïdes.

c) Les laxatifs

Nous ne voudrions pas conclure ce chapitre sur la constipation sans condamner énergiquement tous les laxatifs de synthèse. Les laxatifs chimiques sont parmi les médicaments les plus « consommés », avec les somnifères, les tranquillisants et les diurétiques. Certes, l'emploi d'un laxatif a des effets spectaculaires et immédiats, mais son abus entraîne un phénomène d'accoutumance irréversible. Les personnes qui prennent régulièrement des laxatifs en auront besoin toute leur vie. Elles ne pourront plus s'en passer. D'autre part, les laxatifs chimiques irritent gravement la muqueuse intestinale, ce qui provoque des colites très douloureuses et toutes sortes de maladies intestinales chroniques (les « maladies des laxatifs »). Voilà bien des inconvénients alors qu'il suffit le plus souvent de rééduquer ses intestins pour normaliser leur fonctionnement.

Les personnes qui veulent absolument utiliser des laxatifs devront les acheter en magasins de produits diététiques, pour avoir l'assurance d'en trouver qui soient de composition entièrement naturelle. Il en existe plusieurs, de compositions sensiblement voisines, sous la forme de comprimés ou de capsules. En général, leur formule est totalement végétale, la rhubarbe étant la plante la plus utilisée. Les laxatifs végétaux naturels n'entraînent pas d'accoutumance et n'irritent pas les intestins.

6. Le son dans la pathologie gastro-intestinale

Le son n'intervient pas seulement dans la pathologie de la constipation : son action présente un grand intérêt dans la guérison — ou la prévention — d'autres affections du transit gastrointestinal : diverticulite, appendicite, hémorroïdes, et cancer de l'intestin (nous traiterons de ce cas particulier dans une partie séparée).

a) La diverticulite

Cette maladie, inconnue au début de notre siècle, est aujourd'hui la plus fréquente affectant le gros intestin. C'est, ainsi que la constipation, la maladie réellement caractéristique de notre époque, de l'urbanisation, de la sédentarité et de régimes alimentaires pauvres en son et autres fibres végétales. Burkitt et Trowell ont observé qu'elle était extrêmement rare dans les populations rurales ougandaises. D'autres études ont montré que les Japonais ignoraient cette maladie mais qu'elle apparaissait, par contre, parmi les Japonais émigrant aux Etats-Unis, et adoptant le mode de vie américain ainsi que le régime alimentaire invraisemblable caractérisant ce mode de vie.

Les personnes non constipées, dont les matières fécales circulent librement dans le côlon, matières volumineuses, molles et fluides, ne connaissent pas cette maladie chronique dont les symptômes sont caractéristiques : ballonnements intestinaux, douleurs abdominales, nausées, expulsion des selles pénible et douloureuse et sentiment désagréable de ne jamais pouvoir vider totalement le rectum.

Nous avons vu comment progressent les matières fécales dans le côlon, par segmentation de celui-ci sous l'action simultanée d'anneaux musculaires emprisonnant les matières dans une poche qui se vide ensuite lorsque la pression exercée par le muscle situé en amont de la poche est suffisante pour faire dilater le muscle qui se trouve en aval.

Ces petites poches, rouages fondamentaux des mouvements péristaltiques, s'appellent les diverticules. Lorsque les matières fécales sont dures et peu volumineuses, elles ne donnent pas de prise suffisante à l'exercice de la pression musculaire des anneaux. La segmentation du côlon se fait mal, irrégulièrement, et ses parois ont tendance à se resserrer : les mouvements péristaltiques en sont affectés, et les pressions exercées par les anneaux musculaires deviennent progressivement moins intenses, paresseuses. Ces pressions finissent par devenir insuffisantes pour expulser les matières se trouvant dans les diverticules : le muscle amont n'est plus capable de faire dilater le muscle aval. Alors, c'est la paroi de l'intestin qui se déforme, et des sortes de hernies viennent accidenter son parcours : c'est la diverticulite. La paroi intestinale tend à ressembler à une vieille chambre à air.

Or, les chambres à air trop usées finissent parfois par éclater, c'est bien connu : dans le cas du côlon, c'est la même chose, et les conséquences en sont dramatiques. Quand la diverticulite s'aggrave, quand les mouvements de segmentation se font de plus en plus faibles et irréguliers, la stagnation des matières infecte la muqueuse intestinale, ce qui la rend vulnérable en réduisant sa capacité à résister aux pressions qui s'exercent sur elle, du fait de la difficulté des anneaux musculaires à faire progresser les matières. Il se produit alors parfois des perforations de la paroi intestinale. Celle-ci finit par éclater. C'est la péritonite, qui est **mortelle** dans tous les cas si l'on n'opère pas d'urgence le malade pour refermer la paroi éclatée. Heureusement de telles complications de la diverticulite sont relativement rares. Mais il ne faut pas passer leur existence sous silence, ce serait rendre un mauvais service aux constipés négligents qui ne prennent pas garde à l'évolution de leur état.

Et pourtant c'est si simple ! L'introduction de son dans le régime alimentaire permet de rétablir des fonctions intestinales normales, en particulier chez les personnes constipées affectées de mouvements péristaltiques particulièrement paresseux.

b) L'appendicite

L'opération de l'appendicite est la plus fréquente des opérations abdominales dans les pays occidentaux. D'autre part, comme pour la diverticulite, l'inflammation de l'appendice entraîne parfois l'éclatement de celui-ci, la péritonite, et la mort, faute d'une intervention chirurgicale d'urgence.

Le Docteur Stanway nous donne des exemples troublants prouvant la relation directe entre l'inflammation de l'appendice et la

L'ORGE

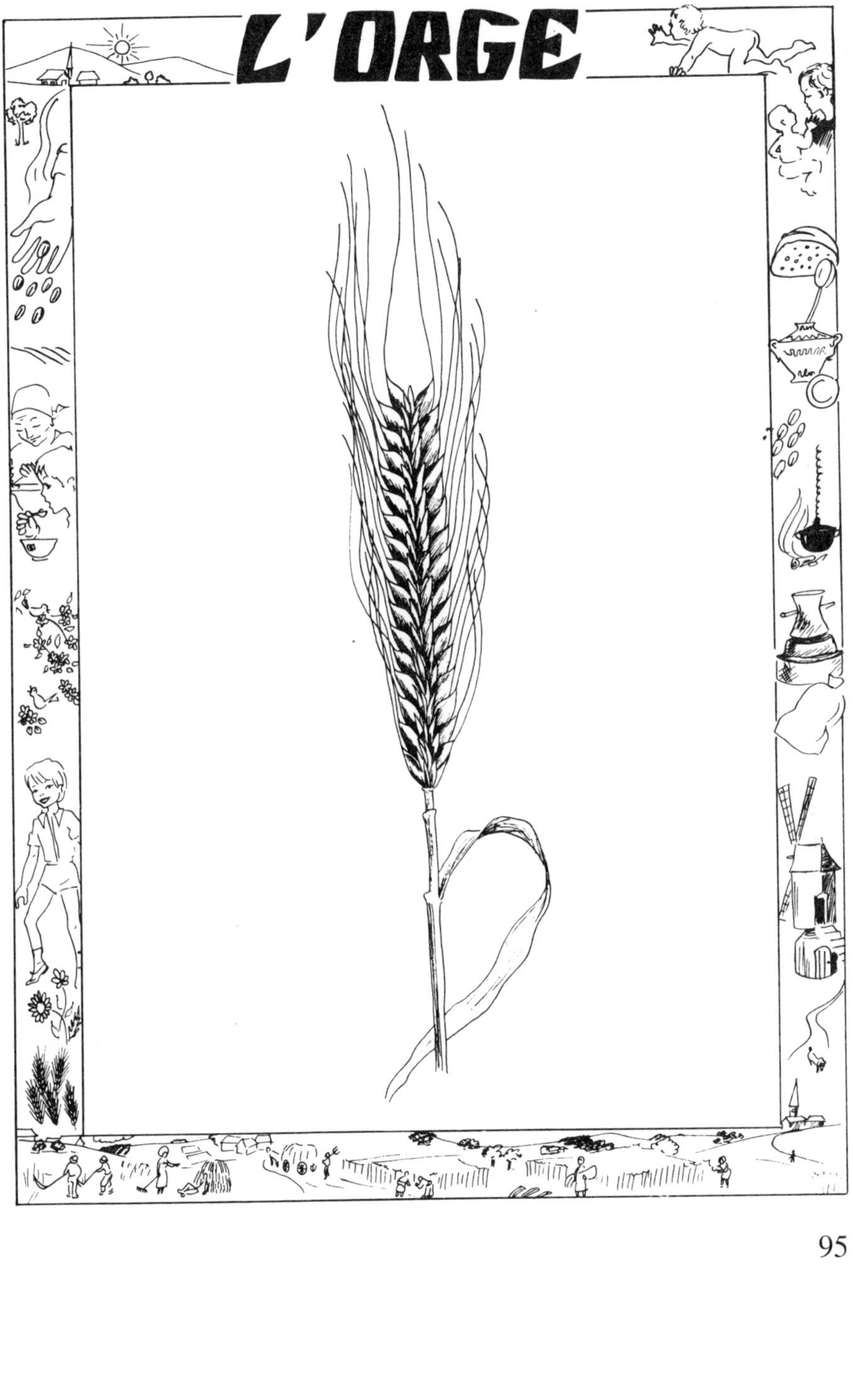

pauvreté du régime alimentaire en fibres végétales, en particulier de son ; cette maladie était très rare au siècle passé. Ce sont les modifications, les bouleversements des habitudes alimentaires caractéristiques de notre époque et du monde occidental qui ont entraîné sa multiplication. Stanway fait état des observations relatives à l'armée américaine aux alentours de 1920 : alors que l'appendicite était ignorée des Noirs, elle apparaissait dès leur incorporation dans l'armée avec le régime alimentaire qui s'en trouvait modifié. Les soldats africains, pendant la seconde guerre mondiale, connurent les crises d'appendicite dès leur incorporation dans certaines armées européennes. Les étudiants congolais de même, en venant étudier en Belgique. Il cite ces observations faites en Grande-Bretagne avant la guerre : les enfants des pensionnats réservés aux classes sociales aisées connaissaient l'appendicite, à l'inverse de ceux des orphelinats, où le régime alimentaire était beaucoup plus grossier que dans les pensionnats « chics » : plus grossier donc plus riche en son et autres fibres végétales. La même observation peut se faire en comparant les régimes alimentaires des paysans et des citadins...

L'appendice est un petit organe allongé émergeant dans le cæcum, zone charnière entre l'intestin grêle et le côlon, du côté droit de l'abdomen. La crise d'appendicite survient lorsque l'entrée de l'appendice se bouche, provoquant une inflammation qui peut conduire à l'éclatement et à la dispersion de l'infection hors de l'intestin. On pense que l'agent principal de cette obturation de l'appendice est la matière fécale, dans le cas où celle-ci est dure et sèche (chez les constipés par conséquent) par suite d'une faible teneur en éléments non digérés au préalable (son, fibres végétales en général). Le bol alimentaire des personnes incorporant peu de fibres végétales à leur alimentation donne naissance à des petites boules de matière dure et sèche. Il suffit qu'une de ces boulettes bouche l'entrée de l'appendice... et c'est la crise.

La consommation régulière de son permet de prévenir l'inflammation de l'appendice et les crises graves qui peuvent en découler, en particulier la péritonite.

c) Les hémorroïdes

Les hémorroïdes sont une dilatation variqueuse des veines situées dans la muqueuse du rectum (*hémorroïdes internes*), à l'intérieur de l'anus (*hémorroïdes marginales*) et autour de l'anus (*hémorroïdes externes*). Ces dilatations veineuses entraînent des brûlures, du prurit et des hémorragies pendant la défécation. C'est d'autant plus ennuyeux que les « bourgeons hémorroïdaires » sont irréversibles (ils ne disparaissent jamais une fois formés, sauf si on les opère) et que les saignements qui les caractérisent peuvent retarder le diagnostic éventuel d'un cancer du côlon : l'accoutumance des personnes sujettes aux hémorroïdes à constater des hémorragies lorsqu'elles vont à la selle peut les amener à négliger ces hémorragies et à ignorer le développement d'un cancer dans leur côlon.

Les causes des hémorroïdes sont l'hérédité, la sédentarité, un disfonctionnement du foie, certains états pathologiques dus à une mauvaise circulation du sang... et une constipation tenace.

Les efforts longs et intenses que doivent faire les personnes constipées pour expulser les selles du rectum affectent gravement les innombrables vaisseaux qui tapissent sa muqueuse et qui entourent l'anus. Ces veines gonflent, s'enflent, et souvent se déchirent. En effet, elles sont soumises à de trop fortes pressions. Toute la tension d'une personne constipée se porte sur le voisinage de l'anus quand elle essaie désespérément d'expulser ses selles dures et sèches, héritage de son alimentation pauvre en son.

La consommation de son entraîne la formation de selles molles, faciles à expulser parce que fluides, du fait de sa capacité à s'hydrater. Les personnes sujettes aux hémorroïdes ont donc le plus grand intérêt à consommer très régulièrement du son. Celles qui n'en ont pas le peuvent également, à plus faibles doses, à titre préventif.

*

* *

7. Calculs biliaires et son

La vésicule biliaire est un petit organe en forme de sac situé sous le foie, qui sert de réservoir à la bile sécrétée par le foie. La vésicule emmagasine la bile au fur et à mesure de sa sécrétion et ne « délivre » cette bile que lorsque le besoin s'en fait sentir, c'est-à-dire pendant la digestion, après les repas. La bile sortant de la vésicule qui l'a stockée s'écoule alors par le canal cholédoque pour rejoindre le duodénum. Enfin... devrait s'écouler, car en fait en notre époque de suralimentation, d'obésité et d'hypercholestérolémie, cette fonction n'est plus aussi naturelle qu'à l'époque où l'on mangeait moins de sucres, moins de graisses, moins de viande et moins d'aliments raffinés et dénaturés.

Des calculs (concrétions de sels minéraux) contrarient le fonctionnement normal de la vésicule biliaire d'innombrables « occidentaux » sur-alimentés et mal-alimentés. *« Ma vésicule, chère amie... Le médecin m'a conseillé de me faire enlever la vésicule... Un tel s'est fait opérer de la vésicule... ».* La vésicule est sur toutes les lèvres.

On opère, on coupe, on mutile, on enlève un organe qui pourtant doit bien avoir sa raison d'être au sein de notre organisme merveilleusement subtil et complexe ! C'est la mode : on opère. C'est la folie : on opère. Haro sur la vésicule homicide ! La cholécystectomie (enlèvement de la vésicule) est devenue la vache à lait de bien des cliniques. L'opération de la vésicule est la plus fréquente des opérations volontaires (non urgentes, comme celle de l'appendicite) : plus d'un million de vésicules extraites chaque année des abdomens occidentaux, dont 400 000 aux Etats-Unis !

Le plus étonnant est que la plupart du temps les opérés ne perçoivent pas de différence — quant à leur état pathologique d'hépatique — quelques mois après l'opération. Mais il est impossible, alors, de les réopérer : nous n'avons qu'une vésicule ! Il suffit, dans bien des cas, pour éviter une opération aux conséquences aléatoires, de réformer sérieusement son régime alimentaire en prenant le chemin des magasins de diététique où l'on pourra leur donner les quelques notions fondamentales propres à améliorer leur état. Ils commenceront ainsi leur journée en buvant un verre de jus de radis noir... Mais là n'est pas notre sujet. Quels sont les rapports du son et de la vésicule biliaire ?

La lithiase biliaire est directement liée à la richesse du régime alimentaire en son.

En effet nous savons que le son accélère le transit intestinal, et réduit, par conséquent, le temps pendant lequel le bol fécal se trouve en contact avec la muqueuse intestinale à travers laquelle pénètrent certains produits résultant de la digestion du bol alimentaire. Parmi ces substances qui profitent de la perméabilité de la paroi intestinale pour rejoindre les vaisseaux qui les véhiculeront à travers le corps il y a un acide biliaire, l'*acide désoxycholique*. Parvenant au foie par la veine porte dans laquelle aboutissent toutes les substances absorbées par la muqueuse intestinale, l'acide désoxycholique entrave, contrarie, inhibe la synthèse hépatique de l'acide chéno-désoxycholique. Or cet acide est extrêmement précieux : c'est lui qui permet de neutraliser la formation de cholestérol biliaire, cholestérol dont l'accumulation entraîne la formation de calculs dans la vésicule. En accélérant le transit intestinal, grâce au son, on réduit la diffusion de l'acide désoxycholique à travers la paroi du côlon, et par-là on permet au foie de faire efficacement son travail de sape contre la formation de calculs biliaires.

Si vous souffrez de la vésicule, mangez du son.

8. Pour maigrir... mangez du son

Nous avons dit, dans l'introduction à ce chapitre, que l'argument principal permettant aux nutritionnistes de discréditer le son, avant que celui-ci ne soit justement réhabilité, reposait sur le fait que le son, en réduisant le transit intestinal, limitait le temps pendant lequel agissent les sucs gastriques. Le Professeur Trémolières parle du « *son, agent de désassimilation* ».

Nous pouvons dire, au contraire, que l'introduction de son dans la ration alimentaire de la plupart des occidentaux suralimentés a une action bénéfique : en accélérant le transit intestinal, il limite le temps d'absorption des substances issues de la digestion du bol alimentaire : lorsque les matières fécales restent plusieurs jours dans l'intestin, l'assimilation, effectivement, est plus importante. Mais, d'une part nous verrons que c'est vraisemblablement la cause du cancer du côlon et, d'autre part, que la stagnation prolongée des matières dans l'intestin entraîne une plus grande absorption calorique : cet accroissement peut aller jusqu'à atteindre 30 %. Voilà des calories supplémentaires dont pourraient se passer bien des personnes obèses et risquant une maladie coronarienne.

De plus, et ce n'est pas négligeable, le son — et l'ensemble des fibres végétales — accélère l'impression de satiété ; la sensation de réplétion est accrue par le son (et aussi par le pain complet par rapport au pain blanc, par le riz complet par rapport au riz blanc...) et nous mangeons d'autant moins que cet état de plénitude est plus vite atteint.

Au total, et c'est loin d'être paradoxal pour les deux raisons que nous venons d'exposer, nous pouvons affirmer... POUR MAIGRIR MANGEZ DU SON.

9. Son et cancer du côlon

Les travaux de cancérologues réputés réunis à Lyon fin 1977, s'interrogeant sur la physiopathologie des cancers du tube digestif et sur les moyens éventuels de leur prévention ont abouti à la conclusion suivante : 80 % de ces cancers sont liés à l'environnement particulier, au sein de notre organisme, conditionné par la nature de notre régime alimentaire. Un diagnostic précoce reposant sur la méfiance vis-à-vis de terrains pré-cancéreux, et la transformation de notre régime alimentaire, peuvent conduire à prévenir ces cancers du tube digestif.

Nous ne traiterons pas ici du cancer de l'œsophage, directement lié à la consommation abusive d'alcool, ni du cancer de l'estomac et du foie, sur lesquels la teneur en son du régime alimentaire a une influence relativement moindre, mais du cancer du gros intestin (il y a très peu de cancers de l'intestin grêle). Le développement du cancer du côlon semble directement associé, en effet, à la quantité de produits non digérés au préalable pendant le transit du bol alimentaire à travers l'estomac, le duonédum et l'intestin grêle. La fréquence du cancer du côlon est inversement proportionnelle à la richesse en son de notre alimentation.

Après les gastro-entérologues, les cancérologues découvrent le son

Le cancer du gros intestin est le plus fréquent, actuellement, en France, après le cancer du sein chez la femme et le cancer du poumon chez l'homme. Environ 25 000 Français sont atteints d'un cancer du côlon, chaque année, et 15 000 en meurent. Ce sont des chiffres impressionnants, d'autant plus regrettables qu'un dépistage précoce est relativement aisé dans ce type de cancer et qu'une alimentation naturelle, saine et bien équilibrée, permet de l'éviter, dans une large mesure. Il est vrai que pour cela les Français devraient changer leurs habitudes.

Le dépistage du cancer du côlon devrait être possible dans la majorité des cas. En effet, ce cancer se développe très lentement, sur une période de dix ou vingt ans parfois. D'autre part, comme le précise le Professeur René Lambert (Directeur de l'institut de physiopathologie digestive de Lyon, dans le cadre de l'Institut National de la Santé et de la Recherche Médicale), « *le cancer du côlon naît pratiquement toujours sur un polype, c'est-à-dire une petite excroissance bénigne* ». Or, au-dessus de cinquante ans, un Français sur dix a des polypes (excroissance implantée sur la paroi intestinale). Quand on sait qu'un polype sur vingt dégénère en tumeur maligne (cancer), il y a de quoi être inquiets.

Les polypes sont facilement décelables à la radio de l'intestin, après lavement baryté. La fibroscopie permet alors de les exciser sans intervention chirurgicale, grâce à un instrument perfectionné appelé coloscope. Mais un dépistage tardif entraîne un drame bien regrettable, surtout quand on pense qu'une bonne hygiène alimentaire suffit à prévenir ce type de cancer.

La principale voie de prévention des cancers du tube digestif doit être la suppression des aliments que les cancérologues s'accordent à reconnaître *cancérigènes*. Avec l'alcool, responsable du cancer de l'œsophage, avec les arachides, dont les moisissures (aflatoxines) provoquent le cancer du foie (ne donnez plus jamais de cacahuètes à vos enfants), les cancérologues mettent en cause l'excès de consommation de graisses et de protéines animales. Les graisses animales se dégradent, pendant la digestion, en acides gras saturés à longue chaîne dont on a la certitude qu'ils sont cancérigènes : remplacez désormais systématiquement ces graisses animales par de l'huile, de la graisse ou de la margarine végétales ; il y en a d'excellentes, pour votre santé, dans les magasins de produits naturels et diététiques. Les protéines animales se dégradent en acides aminés dont certains ont un métabolisme prédisposant au cancer.

Mais l'axe de recherche qui passionne actuellement les cancérologues attachés à la prévention alimentaire du cancer du côlon, et ce fut une des conclusions du colloque lyonnais déjà évoqué, consiste à mettre en parallèle la teneur de l'alimentation en fibres végétales — en particulier le son — et le développement du cancer du côlon.

De très nombreuses observations justifient cette association et cette comparaison. Toutes les enquêtes épidémiologiques rendent compte de ce rapport entre le cancer du côlon et la faible teneur en fibres de l'alimentation. Ce rapport n'a pas d'origine ethnique ou génétique mais il repose uniquement sur les habitudes alimentaires. Et bien évidemment le cancer du côlon est directement lié à l'augmentation du niveau de vie, à l'urbanisation, et aux bouleversements des régimes alimentaires que cette évolution entraîne. Les travaux de Burkitt et Trowell, entre autres, ont bien montré cette incidence.

Chez les personnes qui consomment peu de fibres végétales, peu de son, les matières fécales transitent lentement dans le côlon où elles stagnent des jours entiers. Ceci conduit les cancérologues à faire une observation :

— La flore intestinale est perturbée par cette stagnation des selles dans le côlon, et elle se modifie, devenant à prédominance anaérobie : la proportion des germes aérobies diminue de façon sensible (jusqu'à trente fois, si l'on compare le côlon d'un citadin anglais à celui d'un paysan noir). Or les germes anaérobies qui prolifèrent ont la propriété de dégrader les sels biliaires en les transformant en substances cancérigènes, en particulier en 20-méthyl-cholantrène. De plus, étant donné la stagnation des matières, ces substances cancérigènes issues de l'action des bactéries anaérobies sur les sels biliaires restent beaucoup plus longtemps en contact avec la muqueuse intestinale avant d'être expulsées. Elles ont donc la possibilité d'agir de façon durable, continue, et leur effet pernicieux en est intensifié.

Voilà pourquoi nous avons intérêt à introduire du son dans notre régime alimentaire afin de prévenir le cancer du côlon. Du son et des fibres végétales sous toutes leurs formes, comme nous allons le voir dans la dernière partie.

10. Comment utiliser le son

Nous distinguerons nettement deux cas :

— Le cas de personnes ne souffrant pas d'affections particulières, jouissant d'une santé relativement correcte... et voulant rester en bonne santé.

— Le cas de personnes affectées des différentes maladies dont nous avons parlé dans ce chapitre : constipation, lithiase biliaire...

a) Préventivement

Dans le premier cas, un apport de son ne se justifie pas spécialement, nous entendons de son isolé du contexte naturel dans lequel on le trouve. Mais il est absolument essentiel, pour rester en bonne santé, et en particulier pour ne pas être constipé, de manger des **aliments naturellement riches en son :**

— Pain complet (c'est l'aliment numéro un : tirez un trait ferme et définitif sur le pain blanc).

— Riz complet et céréales complètes en général.
— Farine complète, et flocons de céréales issus de grains complets.

De plus, nous vous conseillons d'introduire dans votre alimentation un maximum d'aliments riches en fibres végétales non digestibles, c'est-à-dire, principalement, de légumes verts : salades, haricots verts, choux, épinards, poireaux... mais aussi tomates, fenouil, courges, carottes, céleris, concombres... Vous serez également en bien meilleure santé si vous prenez l'habitude d'utiliser un maximum d'aromates dans votre cuisine : ail, oignon, persil, cerfeuil, basilic, estragon, thym, sauge, romarin, marjolaine, serpolet...

Enfin, ne consommez de la viande que très modérément (1 à 2 fois par semaine, en alternance avec du poisson), préférant trouver les protéines animales dans le lait, les fromages ou les œufs. Eliminez totalement les graisses animales cuites. Réduisez considérablement votre consommation de sucre. Et privilégiez votre petit déjeuner, pour votre santé, en associant céréales et fruits dans les multiples et savantes combinaisons rendues possibles par la gamme de produits naturels et diététiques offerts actuellement.

b) Curativement

Dans le second cas, si vous souffrez de l'une des maladies déjà évoquées, en particulier — puisque c'est l'affection la plus fréquente — si vous êtes constipé, vous devrez suivre toutes les indications que nous venons de donner dans le paragraphe précédent en ajoutant 3 CUILLERES A SOUPE DE SON DANS VOTRE RATION ALIMENTAIRE QUOTIDIENNE.

Vous trouverez du son issu de blé de culture biologique dans tous les magasins de produits naturels et diététiques.

Pour incorporer plus facilement la dose de son dont vous avez besoin dans vos aliments, sans que le goût de ceux-ci s'en trouve affecté, nous vous conseillons d'utiliser un produit vendu par ces mêmes magasins, composé de 90 % de son et de 10 % de malt : le *Granosson* de *Favrichon*. Sous forme de granulés, il s'incorpore mieux aux aliments que le son brut, sans dénaturer leur goût.

Vous pouvez utiliser le son ou le Granosson à raison de 3 cuillerées à soupe par jour, indifféremment au petit déjeuner, au repas de midi ou au repas du soir, en l'incorporant aux différents aliments (2) :

— dans un yaourt, ou un fromage blanc frais,
— dans un verre de lait, de jus de fruit ou d'eau,
— dans un potage ou une soupe,
— dans votre préparation du petit déjeuner : porridge, muesli...,
— dans votre pâte à pain, en ajoutant 30 % de son à la farine de type 110,
— dans votre pâte, lorsque vous préparez une tarte, un pudding ou un cake.

Pour conclure, un bon conseil : SI VOUS NE L'AVEZ DEJA FAIT... REDECOUVREZ LE SON.

2. Le plus simple est de fractionner la dose en trois : une cuillerée à soupe à chacun des trois repas.

LE MILLET

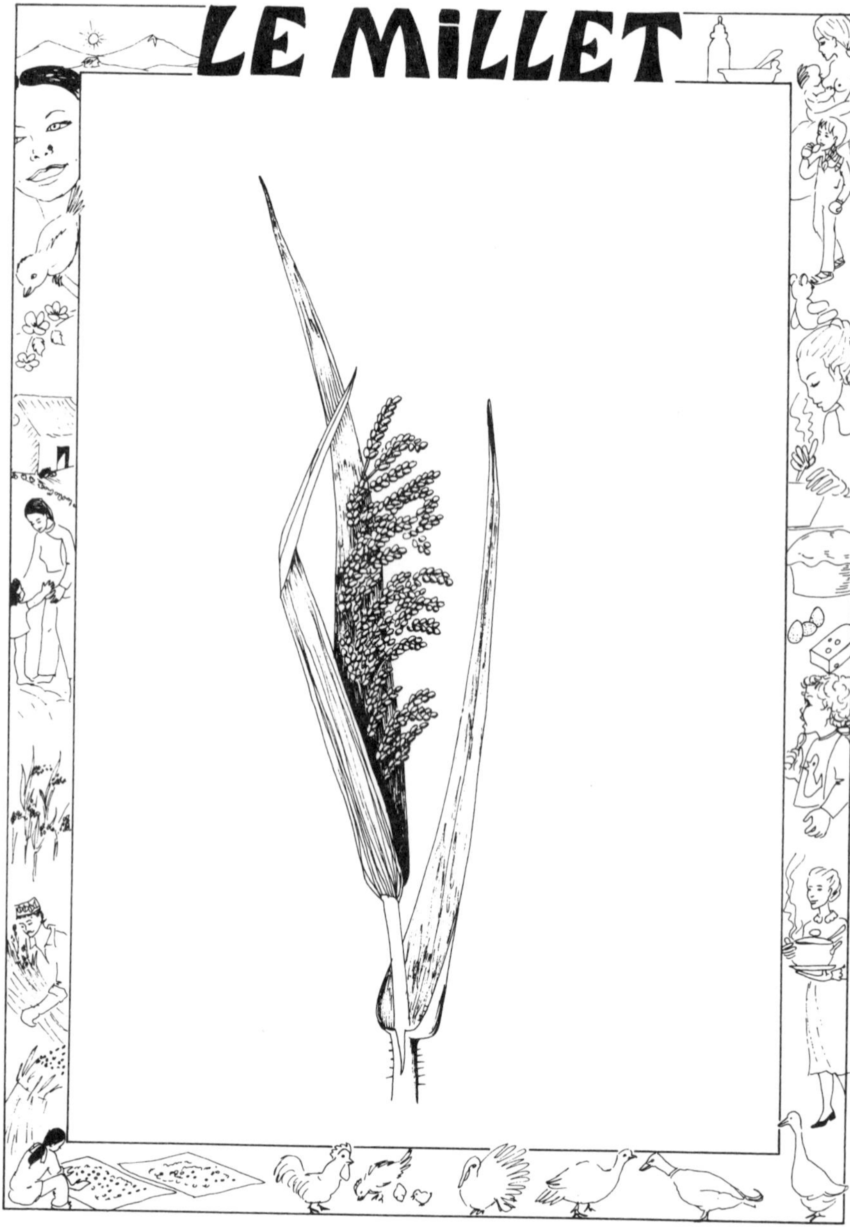

CHAPITRE VIII

Les céréales et l'alimentation des nourrissons

1. Mieux connaître les besoins du nourrisson

Les méthodes traditionnelles d'alimentation des nourrissons se sont profondément modifiées depuis une trentaine d'années :

— L'allaitement maternel est progressivement abandonné, ce dont il faut tenir compte, avant tout autre facteur, pour aborder le problème de la diversification du régime du nouveau-né.

— Nous avons aujourd'hui une connaissance des capacités digestives du nourrisson beaucoup plus exacte qu'autrefois.

— Notre compréhension des BESOINS REELS du nouveau-né est largement approfondie.

— L'industrie responsable de la fabrication des aliments pour le « premier âge » a fait d'énormes progrès, dans le sens d'une diététique mieux adaptée aux besoins des enfants.

Il existe encore, bien sûr, des divergences, qui tiennent pour l'essentiel à la survivance de certaines traditions. Mais dans l'ensemble une réelle unité de vue tant à se réaliser.

D'une façon générale, l'alimentation du nourrisson doit être empreinte d'un grand libéralisme. **Le nourrisson est parfaitement capable d'adapter son alimentation à ses besoins propres.** Or ces besoins varient énormément d'un enfant à un autre. Aussi il ne doit pas y avoir de règle impérative concernant les quantités à utiliser :

toutes les indications que nous donnons dans ce chapitre sont des quantités moyennes. **On ne doit jamais forcer un nourrisson,** et les quantités prises par lui peuvent varier sensiblement d'un repas à l'autre, d'un jour à l'autre, sans que nous devions nous en formaliser (1).

2. Les capacités digestives du nourrisson

La bonne digestion des farines par le nouveau-né comporte une difficulté majeure : l'amidon, qui est le principal constituant des farines (environ 75 %), subit plusieurs transformations pendant la digestion, pour devenir un sucre simple et assimilable. Sous l'action de différentes diastases digestives, il se transforme successivement en *dextrine,* puis en *maltose,* enfin en *glucose.* Or les diastases nécessaires à cette hydrolyse de l'amidon ne sont pas sécrétées en quantité suffisante par le nourrisson avant l'âge de 6 mois, en particulier l'*amylase pancréatique.* Pratiquement inexistante à la naissance, l'amylase pancréatique apparaît vers la troisième semaine, mais son activité, qui se précise vers le troisième mois, n'est normale qu'à partir du sixième mois. Logiquement, donc, on ne devrait pas donner de farines non prédigérées au nourrisson avant le sixième mois : il n'a pas la capacité de les digérer parfaitement, et on devra lui donner de préférence, les premiers mois, des farines rôties, dextrinisées, maltées.

3. L'intolérance digestive du nourrisson

Un apport trop précoce, trop brusque ou trop important de farine chez le nourrisson se traduit souvent par la *dyspepsie des farineux,* intolérance digestive se manifestant par des selles abondantes, molles, mousseuses et acides. Ces selles anormales s'accompagnent d'érythème fessier, d'agitation, d'insomnie. Cette

1. Voir à ce sujet l'ouvrage d'André Passebecq : *L'enfant, guide pratique pour les parents et éducateurs* (Editions Dangles).

dyspepsie des farineux ne survient que si l'on donne trop de farine au nourrisson, le plus souvent en augmentant soi-même les doses préconisées par les fabricants, doses qui sont en général déjà relativement importantes.

Il existe une intolérance digestive beaucoup plus grave : c'est la *maladie cœliaque,* manifestation d'une intolérance à un acide aminé du gluten, la *gliadine*. Il faut alors supprimer totalement — et impérativement — les farines classiques, pour ne donner à l'enfant atteint de maladie cœliaque que des farines sans gluten.

4. L'intérêt diététique des farines dans l'alimentation du nourrisson

L'introduction des farines dans l'alimentation du nourrisson a plusieurs intérêts :

— la diversification précoce de son alimentation permet de mieux adapter celle-ci aux besoins réels de son organisme.

— la diversification évite les carences qui surviendraient d'une alimentation purement lactée trop prolongée.

— Les farines facilitent la digestion du lait en modifiant la coagulation de celui-ci dans l'estomac, permettant ainsi l'action des diastases digestives.

— Les farines apportent un supplément calorique précieux, sans majorer la ration hydrique.

— Les farines sollicitent progressivement une meilleure sécrétion de l'amylase pancréatique.

Ainsi donc, après le lait, aliment-roi des premières semaines de la vie, on ne doit pas hésiter à utiliser les farines, en décoctions dès 2 mois, en bouillies dès 3 mois.

On ne doit pas négliger un autre facteur justifiant lui aussi la diversification précoce de l'alimentation du nourrisson, et l'introduction des farines dans celle-ci : vers l'âge de 3 mois, le nourrisson devient capable de déglutir sans sucer. En effet chez le nouveau-né, le transit « bucco-œsophagien » est de nature réflexe, la dissociation de cet automatisme n'apparaissant que vers trois mois. Il faut profiter de cette dissociation succion-déglutition pour commencer à donner au nourrisson une alimentation à la cuiller. Le passage de la succion à la cuiller se fait sans problème à cet âge. Il est plus délicat vers 6 mois, et devient franchement difficile ensuite. Or l'alimentation à la cuiller est d'un grand intérêt éducatif, dans la mesure où elle permet la perception par l'enfant d'une diversification des consistances.

5. Les différents types de farines pour nourrissons

Il y a plusieurs distinctions à faire :

a) Composition

On distingue les farines de céréales et les farines mélangées.

— Farines de céréales : blé, riz, orge, avoine, seigle, maïs. Le millet et le sarrasin sont peu utilisés dans l'alimentation du nouveau-né.

— Farines de céréales mélangées : deux ou plusieurs céréales sont associées.

— Farines de céréales et soja : elles permettent un apport de protéines qui n'est pas négligeable pour certains nourrissons.

— Farines de céréales et légumes : un ou plusieurs légumes sont associés à la farine, haricots verts, poireaux, persil, épinards...

— Farines de céréales et fruits : toutes les combinaisons sont possibles, avec l'orange, la pomme, la banane...

— Farines enrichies en manioc ou arrow root (fécule).

b) Nature

On distingue les farines simples et les farines lactées. Les premières se préparent avec du lait ou éventuellement du bouillon de légumes. Ils ne faut jamais préparer les secondes avec du lait pour éviter une suralimentation préjudiciable à l'équilibre de l'enfant. Les farines lactées ne doivent pas être utilisées les premiers mois. Ce sont les farines simples les plus répandues.

LE SEIGLE

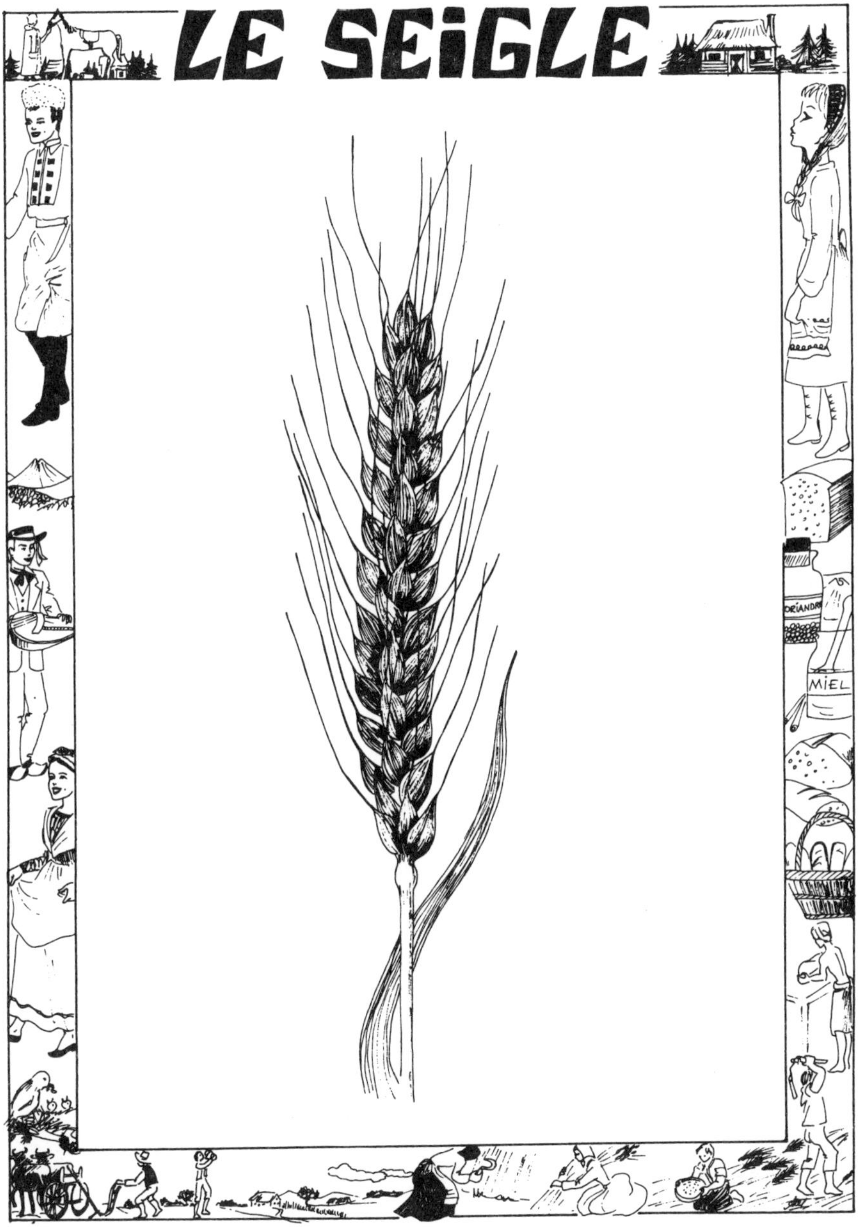

c) Mode de cuisson

Les progrès de l'industrie alimentaire entraînent la généralisation de farines précuites et instantanées, beaucoup plus faciles à préparer que les farines « normales ».

d) Farines prédigérées

Pour les raisons que nous avons données aux 2e et 3e parties de ce chapitre, la fabrication de farines prédigérées s'est considérablement développée ces dernières années. Il en existe deux sortes :

— Farines **dextrinisées.** Ce sont des farines qui ont été rôties, torréfiées. L'amidon des céréales est transformé en dextrine par cette torréfaction, ce qui aide le nourrisson à mieux digérer.

— Farines **maltées.** Nous indiquons par ailleurs les remarquables propriétés du malt (orge germé torréfié). L'amidon des farines est transformé en maltose, plus digeste, facilement assimilable.

6. Mode d'utilisation des farines pour nourrissons

Les farines s'utilisent en décoctions et en bouillies :

— **Décoctions.** Elles se préparent pour couper le lait des 6 biberons quotidiens, entre 2 et 3 mois. Ce sont des bouillies extrêmement fluides (voir les dosages paragraphe suivant).

— **Bouillies.** Le mode d'utilisation varie selon la nature de la farine utilisée :

— *Farine normale :* On délaye la farine dans un peu d'eau froide, puis ou l'incorpore au lait préalablement chauffé. On porte à ébullition en remuant lentement avec une cuiller de bois. Puis on fait cuire à feu doux pendant 10 minutes. Le temps de cuisson varie selon l'épaississement que l'on recherche, si le nourrisson doit prendre sa bouillie au biberon (en élargissant éventuellement les trous de la tétine) ou à la cuiller. Ce sont ces bouillies-là les meilleures, nettement, pour le bébé, car elles sont onctueuses.

Mais les mamans — ou les papas — n'ont pas toujours le temps, pour ne pas dire pas souvent, de préparer ainsi une bouillie. Il est très pratique de pouvoir utiliser des farines précuites ou instantanées.

— *Farine précuite :* On procède comme précédemment, mais le temps d'ébullition est limité à environ 2 minutes.

— *Farine instantanée :* On incorpore la farine directement dans le lait chaud du biberon, et on secoue pour homogénéiser l'ensemble.

Il faut noter les différentes appellations des farines pour nourrissons. Ce sont parfois des « crèmes » ou des « fleurs ». Ce type de farine suppose une mouture plus fine que la farine traditionnelle. Les modes d'utilisation sont les mêmes.

7. Dosage des farines au cours des six premiers mois

— **2 mois :** Au total pour la journée 1 cuillerée à café de farine à incorporer au lait sous forme de décoction.

— **2 mois et demi :** 2 cuillerées à café au maximum pour une journée, toujours en décoction.

— **3 mois :** Introduction des bouillies fluides, prises au biberon. 3 cuillerées à café de farine pour une journée.

— **4 mois :** On met l'enfant à 5 repas, espacés de 4 heures, en s'obligeant à lui remplacer un des biberons par une bouillie prise à la cuiller. La quantité totale de farine pour la journée ne doit pas dépasser 12 grammes.

— **6 mois :** Introduction des farines lactées. Environ 15 grammes — ou plus, ou moins, selon les enfants — dans la journée.

Remarque importante : de trois à six mois, pour épaissir les biberons, il ne faut pas hésiter à incorporer des purées de légumes cuits (il faut prendre soin de tamiser la purée avant de l'ajouter au biberon).

8. Mélanges farines/légumes et farines/fruits

Dès trois mois, pour diversifier davantage l'alimentation du nourrisson et lui apporter des sels minéraux et des vitamines naturelles, on peut réaliser des mélanges « savants », équilibrés sur le plan diététique, en ajoutant des purées de légumes cuits ou des compotes de fruits, en petite quantité, aux farines.

Selon la saison, et les légumes (frais) que l'on trouve, on peut incorporer au biberon une purée de carottes, quelques feuilles de laitue cuite hachées, ou des épinards (toujours cuits, hachés et tamisés) ou des haricots verts...

On peut — on doit, même — ajouter au biberon de temps en temps quelques gouttes de jus de fruits (orange, ananas, pamplemousse..) ou quelques cuillerées de compote de pommes ou de banane pochée écrasée.

9. Utilisation des céréales en grains

Pour corriger naturellement certains problèmes rencontrés par le nourrisson, on peut réaliser des décoctions de grains de céréales qui permettront de couper les biberons.

On doit faire bouillir une cuillerée à soupe de grains dans un litre d'eau pendant une heure. On tamise la décoction avec une étamine puis on l'incorpore aux différents biberons de la journée.

— Pour les nourrissons constipés on utilise de l'ORGE.
— Pour ceux qui ont des selles molles du RIZ.
— Pour les bébés qui manquent d'énergie de l'AVOINE.

D'autre part, pour faciliter la mastication, dès l'apparition des premières dents, on ne doit pas hésiter à utiliser des flocons. N'oublions pas, également, que l'avoine favorise la lactation : les mères qui allaitent doivent consommer de l'avoine de préférence aux autres céréales.

CHAPITRE IX

Les produits issus de la transformation des céréales

1. Les farines

La transformation des céréales en farine exige deux opérations : **la mouture,** qui consiste à écraser les grains, à les broyer, traditionnellement grâce à des meules de pierre, et **le blutage,** qui permet, par tamisage, de séparer la farine issue de la mouture de l'amande de celle des enveloppes périphériques du grain.

Depuis l'Antiquité, les meuniers, dans leur moulin, ont toujours moulu le grain avec des meules de pierre : grès, lave, calcaire ou granite. Les meules vont toujours par deux : la meule gisante, inférieure, immobile, et la meule courante, supérieure, recevant par un système d'engrenages la transmission de la force employée. En modifiant l'écartement des meules, on obtient : soit une « mouture haute », riche en gruaux (fragments de grains) et en son, et pauvre en farine ; soit une « mouture basse » (en rapprochant les meules) riche en farine et pauvre en gruaux. L'intérêt principal de cette méthode ancestrale est de ne pas échauffer la farine et de préserver ses éléments vitaux, car les meules tournent lentement. La mouture industrielle moderne, effectuée au moyen de cylindres, procède d'une technique toute différente, qui s'est généralisée depuis le début du siècle. Les grains passent entre une cascade de cylindres cannelés puis lisses. Les grains, maintenus par les cylindres lents, sont écrasés par les cylindres rapides qui sont de plus en plus rapprochés. La farine est gravement affectée par ce procédé car elle s'échauffe sous l'action des mouvements trop rapides des cylindres. Les progrès accomplis par les techniques de la meunerie moderne vont donc à l'encontre de la qualité de la farine — au plan diététique — pour sacrifier aux rendements, à la productivité. Les consommateurs que nous sommes faisons les frais de cette évolution, d'autant plus que la meunerie depuis trente ans a développé la fabrication de farine blanche. Il est en effet plus difficile de conserver la farine complète car elle rancit plus vite, contenant les produits de la mouture du germe, lequel est riche en lipides, nous l'avons vu. La farine blanche, débarrassée du germe et du son, se conserve, se transporte et se stocke mieux, et elle se prête parfaitement à toutes les transformations industrielles modernes. Mais nous avons constamment montré dans ce livre quelle aberration représentait la consommation de céréales raffinées à l'extrême.

Le **taux d'extraction** d'une farine, encore appelé **taux de blutage,** est la proportion du grain entier que l'on retrouve dans la farine. Plus le taux d'extraction d'une farine est élevé, plus elle est « complète » (riche en son et produits de la mouture de l'assise protéique et du germe). Plus le taux d'extraction est faible et plus la farine est blanche, raffinée, morte. On distingue plusieurs « types » de farines :

Dénomination de la farine	Taux d'extraction
Type 45	68 % du grain
Type 55	74 % du grain
Type 65	78 % du grain
Type 80	82 % du grain
Type 110	85 % du grain
Type 150	94 % du grain

La farine le plus souvent utilisée pour fabriquer le pain complet que l'on trouve en magasins de produits naturels et diététiques est de type 80 ou 110. Bien sûr, elle est également issue de blé cultivé sans pesticides et dont les grains ont été conservés sans produits chimiques de synthèse. Parmi ces farines, la farine Borsa est obtenue par un procédé original qui permet — par abrasion — de faire éclater les cellules de l'assise protéique et du germe, ce qui les rend totalement assimilables.

Il faut bien prendre garde, avant la fabrication de la farine, de nettoyer parfaitement les grains. Ceux-ci, en effet, contiennent une quantité importante de corps étrangers provenant des champs où ils ont été cultivés : graines sauvages, graines mal venues, poussière, boue, pierres, brindilles, insectes... Il faut trier les graines dans un épierreur, puis les brosser dans la chambre de nettoyage. Ces opérations sont nécessaires à l'obtention de farines suffisamment pures.

Outre la fabrication du pain, qui est son principal débouché, et l'utilisation en l'état, pour la pâtisserie ou l'alimentation des enfants, pour ne citer que deux exemples, la farine est aujourd'hui de plus en plus utilisée pour la fabrication des biscottes et des biscuits.

2. Les biscottes

Avec l'accroissement actuel de la sédentarité, la consommation de biscottes tend à se développer, ainsi que celle de pain grillé. Les biscottes sont — étymologiquement — cuites deux fois, et cette double cuisson présente un intérêt diététique : l'amidon est dextrinisé, prédigéré. De plus, les biscottes, parce qu'elles sont plus dures et plus sèches que le pain, nécessitent une meilleure mastication. Au total elles sont plus digestes, et entraînent bien souvent la suppression des ballonnements chez certaines personnes qui ont des difficultés à bien digérer le pain.

Les magasins de produits naturels et diététiques offrent une gamme étendue de biscottes, adaptées à différents régimes :

— Des biscottes complètes, pour le régime de la constipation.

— Des biscottes aux algues marines, recommandées pendant les cures d'amaigrissement.

— Des biscottes sans sel, pour les hypertendus et tous ceux qui sont affectés d'œdèmes.

— Des biscottes au gluten, moins riches en glucides, et que les diabétiques peuvent consommer.

— Des biscottes enrichies aux germes de blé ou en vitamines, aux « vertus » diététiques multiples.

Ces biscottes doivent toujours être fabriquées avec de la farine biologique : nous ne le répéterons jamais assez.

3. Les biscuits

Il existe sur le marché une grande variété de biscuits, et il en sort de nouveaux constamment. Cette évolution témoigne de l'attrait des biscuits sur les consommateurs, attrait justifié par l'intérêt présenté par cet aliment original : les biscuits sont agréables au goût, se conservent bien, sont riches en éléments nutritifs et en calories sous un faible volume. C'est l'aliment idéal pour la collation des enfants, pour les sportifs, pour les expéditions ou les voyages... bref un aliment qui symbolise parfaitement notre civilisation de loisirs.

La composition des biscuits varie énormément selon le type et la qualité, à partir de trois éléments de base : farine, sucre et matières grasses, auxquels on ajoute ce que l'on veut : lait, œufs, chocolat, épices, fruits secs... et malheureusement, aujourd'hui, de plus en plus, des parfums artificiels, des colorants, des émulsifiants, des conservateurs... Aussi faut-il être extrêmement vigilant, bien lire les étiquettes, éplucher les compositions, bref ne pas acheter n'importe quoi, n'importe où. Les biscuits vendus en magasins de produits naturels et diététiques sont fabriqués avec de la farine biologique, du sucre de canne non raffiné, des matières grasses végétales et des produits naturels, sans additifs chimiques. Ils offrent donc d'excellentes garanties, par rapport aux biscuits que l'on trouve généralement dans le commerce traditionnel, biscuits dont la composition se termine souvent par une étonnante énumération de « E... », additifs superflus et que les fabricants qui produisent pour les magasins spécialisés mettent un point d'honneur à ne pas utiliser.

LE SARRASIN

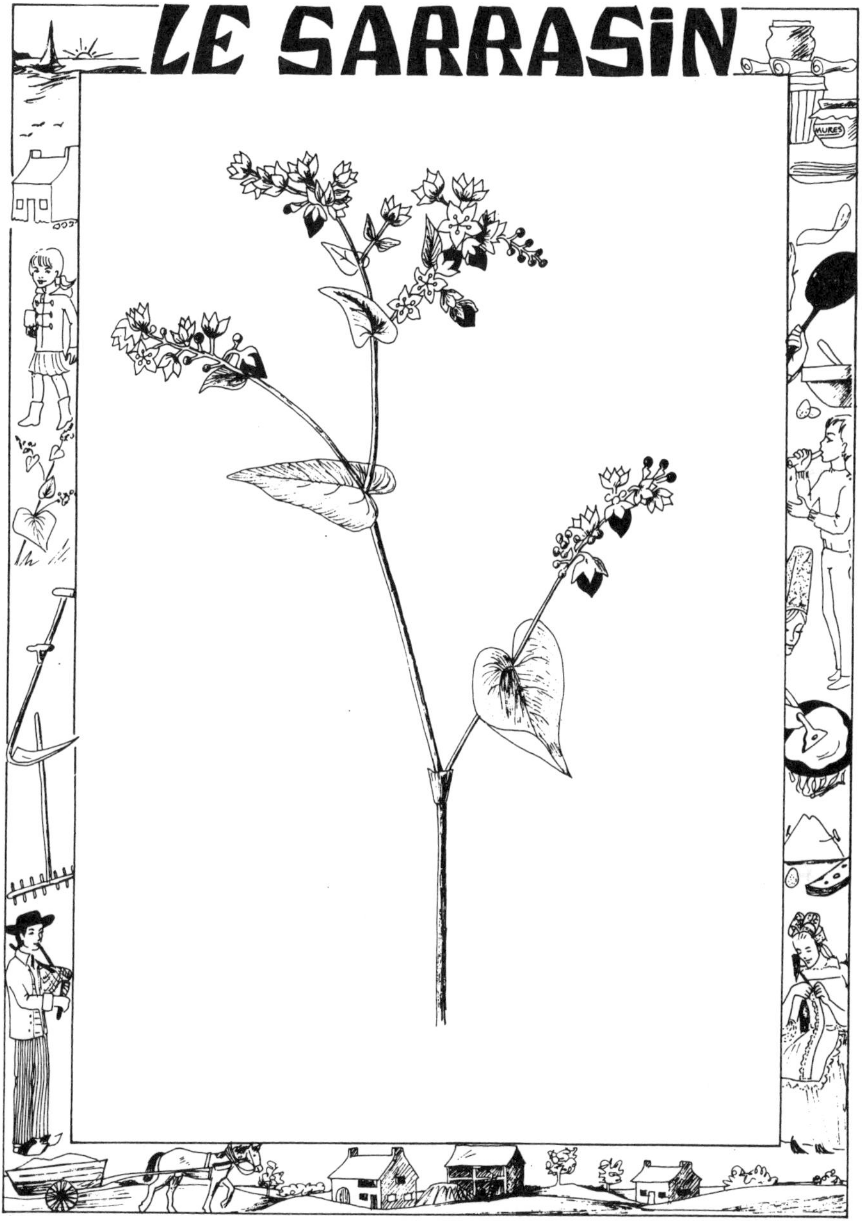

On distingue trois sortes de biscuits, selon la consistance des pâtes :

— Avec les pâtes dures on obtient des biscuits secs, genre petits-beurre.

— Avec les pâtes molles on fabrique madeleines, quatre-quarts, boudoirs...

— Avec les pâtes liquides on a les gauffrettes.

Actuellement le pétrissage, la mise en forme, la cuisson et le conditionnement des biscuits se modernisent et se perfectionnent pour satisfaire une clientèle de plus en plus exigeante.

Plus encore que pour les biscottes, les biscuits que l'on peut trouver dans les magasins de produits naturels et diététiques sont adaptés à toutes sortes de goûts ou de régimes. Pour illustrer cette diversité, nous pouvons donner un aperçu de la gamme existante :

— biscuits au froment, au sésame, au millet, au sarrasin, sur levain sans sucre, au millet sans sel, « quatre épis » sans sel et sans sucre, au son, aux graines de lin, au pollen, fourrés au chocolat, aux raisins enrichis de farine de soja, aux raisins enrichis de soja sans sel et sans sucre, macarons à la noix de coco, nonnettes glacées, nonnettes fourrées à l'orange, cakes aux fruits confits, napolitains, madeleines pur beurre, sablés normands pur beurre, gâteaux normands au miel d'oranger, biscuits apéritif, solblé enrichi aux germes de blé et assise protéique, etc...

On trouve également du pain d'épices à l'ancienne, à la farine de seigle et au miel, avec fermentation lente sur levain et cuisson indirecte à basse température. Ce sont des recettes de fabrications ancestrales — et artisanales — réalisées avec des produits naturels et biologiques, sans additifs chimiques.

4. Les pâtes alimentaires

Une quantité non négligeable de céréales est consommée en France sous forme de pâtes alimentaires (macaroni, coquillettes, nouilles, spaghetti et vermicelles). Ces pâtes sont fabriquées avec des qualités de farines particulières, riches en gluten, provenant de la mouture de blés de variétés spéciales : les blés « durs ». Etant donné la part importante de gluten se trouvant dans la farine, la pâte obtenue possède une élasticité et une viscosité qui lui permettent de s'étirer facilement. On incorpore souvent des œufs à la pâte, ce qui en fait un aliment plus nourrissant encore. Il faut en manger avec circonspection en cas de diabète ou d'obésité : les grands mangeurs de pâtes sont bien souvent aussi des obèses.

On trouve des pâtes complètes en magasins de diététique, et des pâtes enrichies au gluten, moins riches en hydrates de carbone, qui conviennent aux diabétiques.

5. Les céréales et le petit déjeuner

Les personnes qui lisent ce livre et qui n'ont pas encore réformé leur régime alimentaire auront intérêt à commencer par repenser leur petit déjeuner : ce sera au petit déjeuner, au début de chaque journée, qu'elles exerceront leur volonté de changer leurs habitudes alimentaires. Le petit déjeuner doit être le premier pas vers une diététique correcte. Il faut reconnaître qu'en général, justement, ce « repas » est totalement sacrifié par la plupart des gens. Que d'erreurs diététiques ne commet-on pas au petit déjeuner ! Que de cafés au lait avalés en toute hâte, sans égard pour la santé ! Que de croissants au beurre...

Or pour les personnes qui accèdent aujourd'hui à la diététique, il ne doit plus être question de café au lait et de croissants. Et puisque l'achat de ce livre témoigne d'une démarche vers l'intérêt pour les céréales, et bien les céréales devront être désormais l'aliment privilégié de leurs petits déjeuners. Il faut reconnaître, d'ailleurs, que les céréales se prêtent remarquablement bien à la préparation de petits déjeuners équilibrés, nutritifs et énergétiques (ce qui est précieux, en particulier pour les enfants). De plus, elles permettent une grande variété de préparations, comme nous le montrons dans les quelques exemples que nous donnons à la fin de ce chapitre. De plus, les préparations propres aux petits déjeuners ont une grande valeur gustative : c'est important pour les personnes qui viennent à la diététique, car ainsi les céréales sont particulièrement bonnes au goût, de par les ingrédients qui les mettent en valeur.

On peut consommer les céréales sous plusieurs formes, au petit déjeuner :

— Sous forme de flocons, pour préparer le fameux porridge (nous en donnons plus loin la recette) ou différents muesli, tous d'un grand intérêt diététique.

— Sous forme de céréales soufflées.

— Sous forme de farines.

— Sous forme de germes de blé, que l'on prendra soin de mélanger à toutes les préparations, en particulier pour les enfants.

— Sous formes de céréales germées et torréfiées : malt ou différents succédanés de café à base d'orge, de seigle... que l'on trouve dans les magasins de produits naturels et diététiques.

Voici quelques recettes simples pour agrémenter vos petits déjeuners en utilisant les céréales :

a) Porridge

Recette de base : Verser lentement 150 g de flocons d'avoine (larges ou baby) dans 1 litre d'eau bouillante salée. Faire cuire 5 minutes à feu très doux sans arrêter de remuer — avec une cuillère en bois — et retirer du feu. On a alors une bouillie assez épaisse.

Le porridge se consomme principalement au petit déjeuner, et surtout l'hiver. A partir de la bouillie obtenue avec la recette de base, on peut varier la composition du porridge, de façon à éviter la monotonie. On peut servir le porridge :

— avec du miel liquide (acacia ou sapin),

— avec de la cannelle ou de la vanille bourbon en gousse,

— avec des zestes de citron ou d'orange, si vous êtes sûrs que les fruits n'ont pas été traités pour la conservation (achetez toujours vos agrumes dans les magasins de produits diététiques et naturels),

— avec de la noix de coco râpée ou de la poudre d'amandes,

— avec des raisins secs (sultanines ou corinthe) et des morceaux de fruits confits sans colorants (par exemple des bâtons d'angélique),

— avec de la pomme râpée,
— avec de la gelée de fruits rouges (groseille-framboise-myrtille-cassis),
— avec une purée de fruits frais (banane-pêche).

b) Petit déjeuner naturiste

Ingrédients (pour 4 personnes) : 200 g de farine complète fraîchement moulue, 1 / 2 litre d'eau, 4 cuillerées à café de germes de blé, 50 g de raisins secs, 50 g d'amandes en poudre, 2 cuillerées à café de purée d'amandes, 4 pommes.

Préparation : Le soir, mettre la farine complète et les raisins secs à tremper dans l'eau (si vous avez un moulin à céréales moudre le blé au dernier moment) et laisser reposer toute la nuit. Le matin ajouter le germe de blé, la poudre d'amandes et la purée d'amandes. Bien mélanger avant d'ajouter — au dernier moment — la pomme râpée.

La boisson idéale pour accompagner ce petit déjeuner naturiste est le malt. D'autre part nous vous conseillons de mastiquer soigneusement cette préparation.

c) Céréales soufflées

Vous trouverez dans tous les magasins de produits naturels et diététiques des céréales soufflées au naturel. On trouve en général du blé, de l'orge et du riz soufflés.

Ces céréales soufflées vous permettront de varier davantage vos petits déjeuners (en alternance avec le porridge ou le muesli) tout en consommant une quantité appréciable de céréales. Elles peuvent se servir de différentes manières :
— dans un yaourt ou un fromage blanc frais,
— dans du lait additionné de miel,
— mélangées à une purée de fruits frais ou à une compote de fruits.

d) Muesli

Recette de base : Le soir, faire tremper 4 cuillerées à soupe de flocons de céréales (1 de blé, 1 d'orge et 2 d'avoine) dans un bol d'eau. C'est tout. Une simplicité enfantine, et pourtant cette préparation élémentaire forme la base de ce qui est peut-être la façon la plus agréable et la plus variée de consommer des céréales. D'innombrables muesli sont possibles à partir de ce simple bol de flocons de céréales qui ont gonflé pendant la nuit. Nous vous donnons ici quelques possibilités :

Muesli aux fruits secs : Le soir, faire également tremper — séparément — quelques fruits secs : pruneaux d'Agen, abricots, raisins sultanines et figues. Le matin, mélanger les fruits secs coupés en dés aux flocons, en ajoutant deux ou trois dattes (il n'est pas nécessaire de faire tremper les dattes au préalable), et en délayant le tout avec un peu de lait (ou de lait d'amande, ou de lait de soja) et de miel.

Muesli au son : Nous le recommandons aux personnes constipées, bien sûr. Le soir, faire tremper séparément aux flocons quelques pruneaux et 1 cuillerée à café de graines de lin. Le matin mélanger le tout en ajoutant 2 cuillerées à soupe de son et 2 cuillerées à soupe de confiture de rhubarbe, en délayant avec une décoction d'orge mondé.

Muesli à la pomme : Le matin, mélanger les flocons à de la pomme râpée (au dernier moment pour lui éviter de s'oxyder), à 1 cuillerée à café de jus de citron, et à quelques gouttes d'extrait de vanille.

Muesli aux amandes : Le matin, mélanger les flocons à toutes sortes de fruits râpés au dernier moment : amandes, cerneaux de noix, noix de cajou, noisettes, pistaches... en délayant avec du lait d'amandes.

Muesli aux fruits rouges : Le matin, écraser toutes sortes de fruits rouges (selon la saison, et aussi en fonction de sa propre cueillette sauvage) dont on mélange le jus et la pulpe aux flocons : mûres, groseilles, cassis, framboises, fraises, myrtilles... Servir avec un jus de pamplemousse.

CHAPITRE X

Recettes à base de céréales

Pour vous permettre de vous familiariser avec les céréales, nous vous donnons quelques recettes élémentaires.

Les proportions d'ingrédients sont données pour quatre personnes, pour toutes les recettes qui suivent.

Voici quelques conseils sur les produits à utiliser :

— Dans tous les cas, que vous utilisiez des céréales en grains, des farines ou des flocons, vous devez toujours choisir des céréales complètes ou des produits dérivés de céréales complètes, ce qui exclut absolument et impérativement des produits raffinés tels que riz blanc, farine blanche...

— Lorsque vous achetez des céréales, assurez-vous qu'elles soient toujours issues de culture biologique : c'est impératif pour votre santé, cr les céréales complètes non biologiques contiennent tous les résidus des traitements chimiques.

— Les légumes qui accompagnent certains plats doivent être, eux aussi, issus de culture biologique.

— Les fruits utilisés pour les desserts doivent être le plus naturels possible : de culture biologique pour les fruits que l'on trouve chez nous (pommes, poires, pêches...), sans conservateurs chimiques (diphényl) pour les agrumes d'importation (citrons, oranges, pamplemousses), si possible sans conservateurs pour les fruits secs (c'est possible pour les pruneaux — que l'on choisira d'Agen plutôt que de Californie, pour cette raison — mais impossible malheureusement pour les abricots, par exemple, qui sont toujours soufrés), sans colorants pour les fruits confits.

— Achetez toujours du sel de mer non raffiné.

— Utilisez du sucre de canne roux non raffiné, et lorsque vous le pouvez, remplacez le sucre par le miel.

— Le miel que vous utilisez doit être pur, naturel, non chauffé.

— Faites vos préparations avec de l'huile d'olive vierge de première pression à froid, non raffinée par conséquent, et d'acidité inférieure à 0,5°.

— La graisse végétale doit être une graisse de pure palme, non hydrogénée.

— Achetez des aromates non traités, ou mieux utilisez ceux de votre propre cueillette. Quoi de plus passionnant, le dimanche, ou en vacances, que de partir à la recherche de thym, de romarin, de sarriette... (1)

Vous trouverez tous ces produits sains dans les magasins spécialisés dans la vente de produits naturels et diététiques.

1. Potages et soupes

Potage de flocons grillés

Ingrédients : 1 l d'eau, 4 cuillerées à soupe de flocons (orge, avoine, riz ou blé), 4 pincées de sel, 2 jaunes d'œuf, huile d'olive, persil, cerfeuil.

Préparation : Faire revenir les flocons dans une poêle jusqu'à ce qu'ils brunissent légèrement. Les délayer soigneusement dans l'eau froide salée. Amener lentement à ébullition et retirer du feu aux premiers bouillons. Lier avec les jaunes d'œuf battus et servir parsemé de persil et de cerfeuil hachés.

---

1. Voir, dans la même collection, l'ouvrage de Jean de Sillé : *Des aromates pour vous guérir* (épuisé).

Soupe de légumes aux flocons

Ingrédients : 1 l d'eau, 4 cuillerées à soupe de flocons (orge, avoine, riz ou blé), 2 carottes, 1 poireau, 1 branche de céleri, 2 navets, 4 pincées de sel, huile d'olive, 2 cuillerées à soupe de crème fraîche, persil.

Préparation : Couper finement les légumes et les faire revenir quelques minutes dans l'huile. Ajouter l'eau, le sel, les flocons et faire cuire à feu doux 30 minutes. Avant de servir ajouter la crème fraîche et le persil haché.

Soupe de Provence aux flocons

Ingrédients : 1 l d'eau, 4 cuillerées à soupe de flocons (orge, avoine, blé ou riz), 500 g de tomates, 2 oignons, 2 gousses d'ail, basilic, serpolet, marjolaine, huile d'olive, 4 pincées de sel.

Préparation : Faire revenir les tomates coupées en morceaux avec les oignons émincés, l'ail et les aromates. Saler, ajouter l'eau et faire bouillir 1/4 d'heure. Ajouter les flocons et laisser gonfler quelques minutes avant de servir, en ajoutant une noix de beurre.

Potage aux épinards et flocons

Ingrédients : 1 l d'eau, 4 cuillerées à soupe de flocons, 300 g d'épinards, 2 oignons, thym, laurier, romarin, 4 pincées de sel, huile d'olive, noix muscade.

Préparation : Faire revenir les oignons et ajouter l'eau, le sel, les aromates et les flocons aux épinards. Laisser cuire 1/4 d'heure. Mixer et servir avec de la noix muscade râpée.

Potage aux poireaux et flocons

Ingrédients : 1 l d'eau, 4 cuillerées à soupe de flocons (orge, avoine, blé ou riz), 4 poireaux, 4 pincées de sel, huile d'olive, estragon.

Préparation : Couper les poireaux en petits morceaux et les faire revenir dans l'huile quelques instants. Ajouter l'eau, le sel, les flocons, et laisser cuire à feu doux 30 minutes. Mixer et servir avec de l'estragon finement haché.

Potage de légumes à la crème de céréales

Ingrédients : 1,25 l d'eau, 4 cuillerées à soupe de crème de céréales (orge, avoine, riz ou blé), 2 carottes, 1 poireau, 1 branche de céleri, 2 navets, 2 oignons, 4 pincées de sel, huile d'olive, 1 noix de beurre, persil, cerfeuil.

Préparation : Faire revenir les légumes coupés en morceaux, puis ajouter 1 l d'eau et le sel. Faire cuire 20 minutes. Mixer. Ajouter la crème de céréales préalablement délayée dans un bol d'eau froide, et porter à ébullition. Faire cuire 3 minutes et servir avec le beurre et le mélange de persil et de cerfeuil hachés incorporés au dernier moment.

Potage au cresson

Ingrédients : 1,25 l d'eau, 4 cuillerées à soupe de crème de céréales (orge, avoine, riz ou blé), 2 oignons, 4 pincées de sel, huile d'olive, 150 g de cresson, 1 noix de beurre.

Préparation : Faire revenir les oignons émincés. Ajouter l'eau, le sel et la crème de céréales préalablement délayée dans un bol d'eau froide, et porter à ébullition. Faire cuire 3 minutes en remuant bien. Ajouter le cresson et mixer. Servir avec une noix de beurre.

2. Escalopes de céréales

Escalope de flocons de céréales

Ingrédients : 1/2 l d'eau, 150 g de flocons de céréales (blé, orge, avoine ou riz), 1 oignon, 1 gousse d'ail, aromates en poudre (thym, laurier...), sel, huile d'olive, 2 œufs, 3 cuillerées à soupe de farine complète.

Préparation : Faire tremper les flocons 1/2 heure dans l'eau bouillante salée. Pendant ce temps faire revenir dans l'huile d'olive ail, oignon et aromates. Mélanger le tout en incorporant les œufs entiers. Etaler la farine sur une planche ou dans une assiette. Prendre une boule de préparation et l'aplatir entre les paumes de la main. Placer « l'escalope » (environ 2 cm d'épaisseur) dans la farine puis dans l'huile bien chaude. Retourner au bout de 5 minutes et faire frire l'autre côté à nouveau 5 minutes après avoir baissé le feu.

C'est la recette de base. Nous préférons personnellement l'escalope, assez mince, et qui doit être frite dans une assez faible quantité d'huile, à la croquette ou au beignet, plus épais, et qui doivent être préparés à la « grande » friture.

L'escalope de flocons de céréales peut être servie : seule, avec une salade verte, accompagnée de toutes sortes de légumes cuits à l'étouffée, avec une sauce tomate, avec du gruyère rapé, une noix de beurre et gratinée au four.

Escalope de riz complet

Ingrédients : 1 bol de riz complet cuit de la veille, 2 œufs, 50 g de gruyère râpé, 4 cuillerées à soupe de farine complète, chapelure, huile d'olive.

Préparation : Ecraser soigneusement le riz avec les œufs, le gruyère et la farine. Faire des escalopes et les enduire de chapelure. Faire frire dans l'huile d'olive 5 minutes de chaque côté.

Escalope de blé à la tomate

Ingrédients : 12 cuillerées à soupe de flocons de blé, 6 tomates, 3 échalottes, basilic, sel, huile d'olive, 2 jaunes d'œuf, chapelure.

Préparation : Faire revenir les tomates et l'échalotte finement coupées. Retirer du feu et ajouter les flocons, le basilic haché et les jaunes d'œuf ; saler. Laisser gonfler quelques minutes. Confectionner des escalopes, les enduire de chapelure et les faire frire dans l'huile d'olive 5 minutes de chaque côté.

Escalope de blé aux champignons

Ingrédients : 1/2 l d'eau, 150 g de flocons de blé, 1 oignon, 1 gousse d'ail, 250 g de champignons de Paris, 50 g d'olives noires, huile d'olive, 3 cuillerées à soupe de farine complète.

Préparation : Faire tremper les flocons dans l'eau bouillante salée 1/2 heure. Pendant ce temps faire revenir les champignons émincés, les olives, l'ail et l'oignon finement hachés. Mélanger le tout. Former des escalopes, les enduire de farine complète et les faire revenir dans l'huile d'olive chaude 5 minutes de chaque côté.

3. Pâté végétal

Pâté végétal au pain complet

Ingrédients : 250 g de pain complet, 4 échalottes, 1 gousse d'ail, persil, cerfeuil, estragon, basilic, 2 œufs, eau, sel, huile d'olive.

Préparation : Faire tremper le pain complet coupé en petits cubes minces. Pendant ce temps faire revenir dans l'huile d'olive tous les ingrédients aromatiques hachés très fins. Mélanger le pain, les aromates cuisinés et les deux œufs, en remuant bien pour que le mélange soit homogène. Verser le tout dans un plat à cake préalablement huilé et faire cuire 3/4 d'heure à four chaud.

Pâté végétal de printemps

Ingrédients : 250 g de pain complet, 2 gousses d'ail, 2 branches de céleri, 1 poignée de feuilles d'ortie, 1 poignée de fanes de radis, quelques feuilles de mélisse, 1 poignée de cresson, sel, huile d'olive, 2 œufs, aromates en poudre (sarriette, romarin et sauge).

Préparation : Plonger toutes les feuilles vertes dans 1/2 l d'eau bouillante salée et mixer aussitôt (ne pas les faire cuire). Faire tremper le pain dans cette « soupe » d'herbes. Pendant ce temps faire revenir l'ail et le céleri dans l'huile d'olive. Bien mélanger le tout, ainsi que les œufs, et incorporer les aromates en poudre au dernier moment. Verser le tout dans un plat à cake huilé et faire cuire à feu chaud pendant 3/4 d'heure.

4. Plats principaux

Riz complet au naturel

Recette de base : Parmi les nombreuses méthodes pour faire cuire le riz complet nous en avons sélectionné une seule, car c'est celle qui nous a personnellement toujours donné la plus grande satisfaction :

Ingrédients : 250 g de riz complet, 1 l d'eau, 1 cuillerée à café de sel.

Cuisson : Rincer le riz complet soigneusement à l'eau froide en le remuant avec une cuillère, et le verser dans l'eau bouillante salée. Le laisser cuire 1/2 heure à feu doux. Eteindre le feu et laisser gonfler 1/2 heure sans soulever le couvercle.

Si vous n'avez jamais fait cuire de riz complet ce n'est qu'après deux ou trois essais que vous aurez un riz à votre convenance — si vous l'aimez plus ou moins cuit — car les variétés de riz sont tellement nombreuses que leur comportement à la cuisson est fort irrégulier. Si vous trouvez un riz qui vous convient (dans tous les cas il faut acheter votre riz complet dans les magasins de produits naturels et diététiques car il doit être issu de culture biologique) ne changez pas de marque ni de variété : ainsi la cuisson sera toujours régulière. Avec le riz complet au naturel, on peut ajouter toutes sortes d'ingrédients pour obtenir des préparations plus savantes les unes que les autres, et qui se nomment : paella, risotto, riz à l'indienne, riz à la chinoise, riz à l'espagnole... Tout est possible, à partir du riz, à condition d'avoir une bonne imagination, et de savoir mélanger les différents ingrédients qui l'accompagnent.

D'une façon générale, il faut respecter la proportion suivante dans vos recettes : 75 % de riz et 25 % d'ingrédients, qui peuvent être :

— des légumes : carottes, courgettes, petits pois, céleris...
— des algues marines,
— des champignons et des olives,
— des tomates associées à des plantes aromatiques (romarin, thym...).

Et dans tous les cas, le goût pourra être modifié par l'addition d'épices : safran, curry, noix muscade, paprika...

Ratatouille de millet

Ingrédients : 200 g de millet, 1/2 l d'eau, 2 oignons, 2 aubergines, 4 tomates, 2 poivrons, 4 courgettes, 4 gousses d'ail, 2 branches de céleri, sel, huile d'olive.

Préparation : Faire cuire le millet 30 minutes à feu très doux en le mettant dans l'eau bouillante salée. Pendant ce temps faire revenir lentement dans l'huile d'olive tous les légumes préalablement coupés en morceaux. Dès que le millet est cuit le mélanger à la ratatouille de légumes. Eteindre le feu et laisser gonfler 5 minutes avant de servir.

Riz au safran

Ingrédients : 200 g de riz complet, 3/4 de l d'eau, 2 oignons, 1/2 g de safran (en poudre ou en pistils), sel, huile d'olive, basilic.

Préparation : Faire revenir l'oignon finement coupé dans 2 cuillerées à soupe d'huile d'olive. Ajouter le riz et le safran et laisser dorer 5 minutes en remuant constamment. Ajouter l'eau froide et le sel et laisser cuire à feu très doux pendant 1 heure. Servir avec des feuilles de basilic hachées ajoutées au dernier moment.

Tomates farcies aux flocons d'avoine

Ingrédients : 100 g de flocons d'avoine, 1/4 de l d'eau, 250 g de champignons de Paris, 4 échalottes, estragon, basilic, sel, huile d'olive, 8 tomates, persil.

Préparation : Laisser tremper les flocons d'avoine dans l'eau. Pendant ce temps faire revenir dans l'huile d'olive les champignons émincés, l'échalotte coupée en lamelles et les aromates (estragon-basilic). Vider les tomates et les farcir avec les flocons intimement mélangés aux champignons. Placer les tomates farcies dans un plat à four avec 1 verre d'eau au fond et laisser cuire à four moyen 20 minutes. Servir après avoir recouvert les tomates de persil haché.

Polenta

Recette de base :

Ingrédients : 250 g de polenta (semoule de maïs), 1 litre d'eau, sel, huile d'olive.

Préparation : Verser la semoule de maïs en pluie dans l'eau bouillante salée. Remuer énergiquement jusqu'à ce que reprenne l'ébullition. Baisser le feu et laisser cuire 20 minutes en remuant constamment de façon à éviter la formation de grumeaux. La semoule ne doit pas attacher au fond et aux parois de la casserole. Verser ensuite la polenta dans un large plat préalablement huilé et laisser refroidir. Elle devient très dure. Couper alors des cubes de polenta et les faire revenir rapidement dans l'huile d'olive jusqu'à ce qu'ils soient dorés.

La polenta se sert :

— avec des légumes cuits à l'étouffée,

— avec un coulis de tomate au basilic,

— avec du gruyère râpé, ou mieux du parmesan,

— avec des légumes revenus à la poêle : champignons, oignons...,

— avec une omelette aux fines herbes ou à l'oseille.

Kasha aux champignons

Ingrédients : 250 g de kasha (sarrasin en grains), 1/2 l d'eau, 250 g de champignons de Paris, 4 oignons, aromates (thym...), sel, huile d'olive, persil, cerfeuil.

Préparation : Faire revenir dans l'huile d'olive les champignons émincés et les oignons finement coupés. Ajouter ensuite le sarrasin et les aromates en remuant. Ajouter l'eau froide salée et faire cuire à feu vif, en remuant, jusqu'au premier bouillon. Couvrir et réduire le feu. Laisser mijoter 15 minutes. Servir avec persil et cerfeuil hachés.

Crêpes de sarrasin

Ingrédients : 500 g de farine de sarrasin, 1,5 l de liquide (eau, ou moitié eau-moitié lait, ou bière), 4 œufs entiers, 4 pincées de sel, 1 cuillerée à soupe d'huile de germes de maïs.

Préparation de la pâte : Réunir les ingrédients dans une terrine en travaillant la pâte très soigneusement pour empêcher la formation de grumeaux. Ajouter le liquide choisi progressivement. Laisser reposer la pâte 1/2 heure à 1 heure (sauf dans le cas où l'on utilise la bière).

Cuisson des crêpes : Utiliser une poêle en fonte. La faire bien chauffer puis huiler le fond avec de l'huile de germes de maïs à l'aide d'un pinceau. Faire chauffer l'huile. Quand l'huile est très chaude, verser une petite louche de pâte rapidement et en penchant la poêle de façon à recouvrir instantanément le fond. Cuire la crêpe à feu très vif, en prenant soin de la retourner avec une spatule.

C'est la recette de base. Ces crêpes de sarrasin peuvent s'accommoder de multiples façons ; on peut :
— les servir avec des légumes cuits à l'étouffée,
— les farcir avec une purée de légumes verts (épinards, oseille...),
— les farcir avec des champignons ou des olives dénoyautées,
— les recouvrir de sauce béchamel, de gruyère râpé, et les passer au four,
— les recouvrir d'un coulis de tomates, de persil, de cerfeuil.

Si l'on souhaite servir les crêpes au dessert, on peut mettre quelques gouttes d'eau de fleur d'oranger dans la pâte, ou des gousses de vanille bourbon, ou de la cannelle râpée. On peut ensuite les accommoder de diverses manières :

— fourrées avec du miel d'acacia,
— fourrées de confiture ou de crème de pruneaux,
— fourrées d'amandes et noisettes pilées,
— fourrées de raisins secs — sultanines — préalablement mis à gonfler dans du thé, et de tranches fines de banane.

Pâtes fraîches à la farine complète

Préparation de la pâte à nouilles :
Ingrédients (pour 4 personnes) : 300 g de farine complète, 3 œufs et un peu d'eau.

Verser la farine sur la table. Faire un puits dans lequel on casse les œufs entiers. Travailler avec les doigts en ajoutant juste ce qu'il faut d'eau pour que la pâte soit ferme et élastique. Quand la pâte est assez ferme, la pétrir soigneusement avec la paume des mains (la table de travail et les mains doivent être en permanence enduites de farine de façon à ce que la pâte ne colle pas). Après 1/4 d'heure de pétrissage faire une boule de la pâte et la laisser reposer 1 heure. Puis retravailler légèrement la pâte et faire des boules de la grosseur d'un œuf. Etendre alors ces boules de pâte au rouleau à pâtisserie, en feuilles aussi minces que possible (environ 2 mm). Etaler alors ces minces feuilles de pâte sur le dossier des chaises de cuisine recouvertes de torchons (ou les mettre à cheval sur un fil). Laisser sécher 30 minutes et découper les nouilles avec un couteau.

Cuisson des pâtes fraîches : Plonger les pâtes fraîches à la farine complète dans 2,5 litres d'eau bouillante salée et laisser cuire 10 minutes.

On peut accommoder les pâtes fraîches de trois manières principales :

— à l'anglaise : simplement égouttées, rincées à l'eau bouillante et servies recouvertes d'une noix de beurre ;

— au gratin : égouttées, mises dans un plat à gratin avec du beurre, une sauce béchamel, du fromage râpé et de la chapelure sur le dessus. 15 minutes à four chaud ;

— à l'italienne : servies avec un coulis de tomates aux plantes aromatiques.

Cannelloni naturistes

Ingrédients : 200 g de cannelloni, 100 g de mie de pain complet, 1/2 verre de lait, 1 poignée d'oseille, 1 poignée de cresson, 1 poignée d'épinards, 1 oignon, sel, gruyère râpé, chapelure, huile.

Préparation : Pour obtenir les cannelloni, découper dans les feuilles de pâte des rectangles de la grandeur d'une carte de visite. Pocher ces morceaux de pâte dans l'eau bouillante salée 10 minutes et les étaler sur un torchon pour les égoutter. Pendant la cuisson des cannelloni, hacher l'oignon cru, l'oseille, le cresson et les épinards crus également, et mélanger le tout à la mie de pain préalablement imprégnée de lait. Déposer une cuillerée à soupe de cette farce sur chaque cannelloni et rouler la pâte. Disposer les cannelloni dans un plat à gratin huilé, recouvrir de gruyère râpé et de chapelure et faire gratiner 10 minutes à feu vif.

Quenelles naturistes

Ingrédients : 6 cuillerées à soupe de farine complète, 40 g de graisse végétale, 2 œufs, nòix muscade, 2 cuillerées à café de levure diététique, sel.

Préparation : Faire fondre la graisse végétale à feu doux, puis ajouter progressivement la farine, en remuant bien, puis les œufs. Tourner pendant 3 minutes, puis retirer du feu et ajouter sel, noix muscade râpée et levure. Bien mélanger le tout et faire des boulettes.

Cuisson : Faire pocher les quenelles dans l'eau bouillante : on les jette dans l'eau et on les laisse environ 15 minutes en les retirant avec une écumoire lorsqu'elles remontent à la surface.

On peut servir les quenelles :
— avec une sauce béchamel,
— avec un coulis de tomate,
— avec une sauce aux champignons.

Pizza naturiste

Préparation de la pâte : Prendre 250 g de farine complète. Faire un puits au milieu pour y verser 100 g de margarine végétale diététique et 1 cuillerée à café de sel. Travailler ces ingrédients petit à petit en incorporant progressivement la farine et un verre d'eau. Pétrir la pâte obtenue et la laisser reposer 1 heure. Etendre ensuite la pâte avec un rouleau et la poser sur une plaque préalablement huilée et enfarinée.

Préparation de la garniture : Faire revenir dans l'huile d'olive 2 oignons émincés et quatre tomates. Disposer sur la pâte et recouvrir de rondelles de tomates, de gruyère râpé ou de parmesan, d'olives et de plusieurs pincées de marjolaine.

Cuisson : 20 minutes à four chaud. Avant de servir, asperger la surface de la pizza avec de l'huile d'olive dans laquelle on aura fait macérer des feuilles de laurier, des branches de thym et de romarin et un petit piment rouge.

5. Desserts

Pudding de flocons d'avoine

Ingrédients : 1 cuillerée à soupe de flocons d'avoine, 1 cuillerée à café de crème d'avoine, 1 œuf, 1/2 l de lait, 1 cuillerée à café de miel d'acacia, 2 cuillerées à soupe de raisins sultanines, une pointe de cannelle en poudre, 1 morceau d'angélique confite, huile.

Préparation : Faire chauffer le lait et incorporer petit à petit les flocons et la crème d'avoine en tournant constamment. Laisser bouillir 5 minutes, sans arrêter de tourner, à feu doux. Retirer du feu et incorporer l'œuf battu, le miel, la cannelle et les raisins. Verser le tout dans un plat à tarte bien huilé en disposant le bâton d'angélique sur le dessus. Laisser 20 minutes à feu moyen, en haut du four.

Gâteau de flocons de riz

Ingrédients : 100 g de flocons de riz, 1/2 l de lait, 1 gousse de vanille bourbon, 2 œufs, 1 cuillerée à soupe de miel millefleurs.

Préparation : Faire cuire les flocons très doucement, et en remuant, dans le lait sucré avec le miel, pendant 5 minutes. Retirer du feu et incorporer les œufs battus et la vanille. Mettre dans un moule caramélisé, au bain-marie, et faire cuire 30 minutes à four chaud.

Flocons aux agrumes

Ingrédients : 4 cuillerées à soupe de flocons de blé, 1/2 l de jus d'orange, 2 pamplemousses, 2 écorces de citron confites sans colorants, 1 cuillerée à soupe de miel de fleurs d'oranger.

Préparation : Faire tremper 1/2 heure les flocons dans le jus d'orange. Ajouter le miel et les pamplemousses en quartiers. Servir recouvert de petits cubes d'écorces de citron confites.

Petits fours aux flocons de céréales

Ingrédients : 200 g de flocons de céréales, 3 cuillerées à soupe de miel millefleurs, 2 cuillerées à soupe de noix de coco en poudre, 1 pincée de cannelle en poudre, eau.

Préparation : Faire revenir les flocons dans une poêle jusqu'à ce qu'ils brunissent. Incorporer tous les ingrédients en mouillant avec de l'eau de façon à avoir une pâte très épaisse. Faire des boulettes de la grosseur d'une noix et laisser sécher avant de les ranger dans un bocal de verre pour les conserver.

Répertoire thérapeutique :

Allaitement : avoine, sarrasin, germe de blé.
Anémie : germe de blé, millet.
Artériosclérose : seigle.
Asthénie : millet.
Cholestérolémie : huiles de germes de blé et de germes de maïs.
Constipation : son.
Croissance : avoine, germe de blé.
Dépression nerveuse : millet.
Diabète : avoine.
Diarrhées : eau de riz.
Diverticulite : son.
Décalcification : germe de blé.
Déminéralisation : germe de blé.
Dyspepsie : malt d'orge.
Fatigue : germe de blé, blé cru.
Frigidité : avoine, germe de blé.
Grossesse : germe de blé.
Hypertension : seigle, riz (dans ce cas, à l'exclusion de tout autre aliment).
Hémorroïdes : son.
Hypothyroïdie : avoine.
Impuissance : germe de blé, avoine.
Inflammations :
– Cutanées : farine de riz (cataplasmes), son (bains).
– **Des voies digestives :** orge.
– **Des voies urinaires :** orge.
Lithiase biliaire : son.
Lymphatisme : germe de blé.
Maladies cardio-vasculaires : seigle.
Mémoire (pertes de) : millet.
Néphrite : riz (à l'exclusion de tout autre aliment : régime de Kempner).
Névrites : germe de blé.
Œdème de fin de grossesse : riz.
Obésité : son.
Parasites intestinaux : riz cru.
Polypes : son.
Rachitisme : germe de blé.
Régime amaigrissant : riz.
Scorbut : germe de blé.
Sénescence : germe de blé.
Stérilité : avoine.
Tuberculose : germe de blé.
Urémie : avoine.

A titre préventif :

– **Pour le cancer en général :** germe de blé (à cause de sa richesse en magnésium).
– **Pour le cancer du côlon :** céréales complètes et son.

Table des matières

La composition et l'impression de cet ouvrage
ont été réalisées par CLERC S.A.
18200 SAINT-AMAND - Tél. : 48-96-41-50
pour le compte des ÉDITIONS DANGLES
18, rue Lavoisier - 45800 ST-JEAN-DE-BRAYE
Dépôt légal Éditeur n° 1978 - Imprimeur n° 5677
Achevé d'imprimer en Janvier 1995